U0197225

妇科肿瘤的淋巴处理

2021 曹泽毅观点

曹泽毅　著

北京大学医学出版社

FUKEZHONGLIU DE LINBA CHULI 2021 CAOZEYI GUANDIAN

图书在版编目（CIP）数据

妇科肿瘤的淋巴处理：2021 曹泽毅观点 / 曹泽毅著 . —
北京：北京大学医学出版社，2021.7
ISBN 978-7-5659-2432-3

I. ①妇…　II. ①曹…　III. ①妇科病－肿瘤－诊疗
IV. ① R737.3

中国版本图书馆 CIP 数据核字（2021）第 112004 号

声明

　　本书仅代表作者个人观点，读者在评价和使用本书提供的信息、方法、资料和经验的时候，必须将其建立在自身经验和知识的基础上。如有疑问请直接与作者联系。电子邮箱：zeyicao@263.net. 出版社及编辑部对由应用本书内容引起的任何后果不承担任何法律责任。

妇科肿瘤的淋巴处理　2021 曹泽毅观点

著　　　：曹泽毅
出版发行：北京大学医学出版社
地　　址：（100191）北京市海淀区学院路 38 号　北京大学医学部院内
电　　话：发行部 010-82802230；图书邮购 010-82802495
网　　址：http://www.pumpress.com.cn
E-mail：booksale@bjmu.edu.cn
印　　刷：北京强华印刷厂
经　　销：新华书店
责任编辑：高 瑾 梁 洁　责任校对：靳新强　责任印制：李 啸
开　　本：710 mm×1000 mm　1/16　印张：8.25　字数：83 千字
版　　次：2021 年 7 月第 1 版　2021 年 7 月第 1 次印刷
书　　号：ISBN 978-7-5659-2432-3
定　　价：72.00 元
版权所有，违者必究
（凡属质量问题请与本社发行部联系退换）

淋巴系统是我们与癌症斗争中最重要的免疫助手和战士，我们应该珍爱它，保护它，不能轻易地清除它。

作者简介

曹泽毅，教授、博士生导师，曾任华西医科大学校长、卫生部副部长、中华医学会常务副会长、中华妇产学会主任委员、中华妇科肿瘤学会主任委员；现任中国宫颈癌防治工程主任、中国宫颈癌防治研究协作组副组长、中国医科大学航空总医院名誉院长。

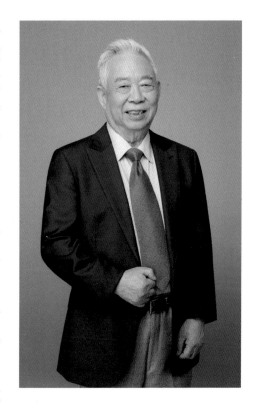

1956 年毕业于华西医科大学；1968 年获北京医科大学妇科肿瘤学硕士学位；1982 年获巴塞尔大学医学博士学位，后获哈佛大学、安德森肿瘤医院、香港大学、香港中文大学名誉教授、瑞士妇产科学会名誉会员。主要科研方向为妇科肿瘤、子宫颈癌的诊断治疗与预防、妇科肿瘤淋巴转移及淋巴化疗研究。主编书籍有《中华妇产科学》《中国妇科肿瘤学》《子宫颈癌》，以及研究生教材《妇产科学》等十余部妇产科医学专著。

前　言

　　作为临床医师，我们深知淋巴系统和肿瘤转移关系的重要性，但又不完全了解淋巴系统的特点和功能，对淋巴系统的解剖学、组织学、生理学和病理学的重视程度较低。淋巴系统是一个与血液循环系统有密切关系的独立系统，也是人体重要的免疫系统之一。随着淋巴管造影术及显微外科技术的应用，针对淋巴系统疾病病理、发病机制、诊断、治疗的研究取得较快进展，特别是计算机断层扫描（computed tomography，CT）、磁共振成像（magnetic resonance imaging，MRI）和正电子发射体层成像-计算机断层扫描（positron emission tomography-computed tomography，PET-CT）等影像学技术的发展，对淋巴系统病变的早期诊断具有划时代的重要意义。此外，分子生物学、免疫学的快速发展，使我们认识到淋巴系统在肿瘤免疫、防御中特殊且重要的作用，这有助于我们进一步加深对淋巴系统的认识。

　　淋巴系统是妇科恶性肿瘤转移的好发部位，因此对于妇科癌症患者，除了解癌灶的大小和局部浸润外，更要注意是否发生淋巴转移，一旦确诊淋巴转移，则肿瘤的期别上升，患者生存率下降。因此，在对患者做出诊断时，必须详细询问病史并进行全面检查。目前可应用 CT、MRI、弥散加权成像（diffusion weighted imaging，DWI）或 PET-CT 等更加无创、准确的诊断方法。由于淋巴转移继发于原发肿瘤，故在诊断和治疗时，还必须熟悉原发肿瘤的发展规律，并了解继发性淋巴转移对整个病情发展的意义。

100多年来，人们更多关注癌症患者发生淋巴转移后的严重后果，而没有意识到淋巴系统对抵御癌细胞侵犯和转移所发挥的保护作用。目前，多数传统的肿瘤治疗都将淋巴结清扫术常规列入手术或肿瘤细胞减灭术范围，虽然有时术中不能明确淋巴系统是否已有转移灶，但为了避免淋巴结的转移而对Ⅰ期以上的妇科肿瘤进行系统的淋巴结清扫，使得妇科肿瘤治疗中的淋巴结处理有一定盲目性。对于一些早期妇科恶性肿瘤患者，常规的淋巴结清扫术会使约90%的正常淋巴结被无辜清除，进而损伤免疫功能，即使少数淋巴结内发现癌细胞转移，也可以通过其他方法治疗。

我们认为必须改变这种治疗现状，应全面了解淋巴系统的免疫保护作用，从而在治疗妇科恶性肿瘤时，既关注淋巴转移的严重性，又能尽量保护淋巴系统的完整性，以获得最好的近期和远期治疗效果。

如何在保护淋巴系统完整性及其免疫功能的同时对已被累及的淋巴结进行治疗是我们面对的难题。本团队首次通过腹膜后置管进行淋巴化疗的给药途径解决了提高淋巴系统内药物浓度的问题，保证了化疗药物对转移淋巴结的治疗作用，使淋巴化疗这一治疗方法得以实施。

特别感谢哈尔滨医科大学王云祥、吕玉峰两位教授的热情支持和无私帮助，本书经其授权同意引用了他们主编的《妇科肿瘤淋巴系统解剖与临床（第2版）》一书中部分图表与内容，感谢中山大学附属肿瘤医院刘继红教授和北京大学第三医院郭红燕教授提供的重要资料，使本书内容更加丰富，更适于妇科肿瘤医师参考和使用。希望本书能为妇科肿瘤临床医师和研究生在今后对妇科肿瘤淋巴转移的处理方面提供帮助，从而达到更好的治疗效果，进一步提高患者的生存率和生活质量。

由于多年来国内外对妇科肿瘤淋巴转移的临床及基础研究文章较少，虽经笔者多方收集与寻找，仍未得到理想数量的文献资料，致使本书引用的参考文献较少且多数陈旧。尽管如此，笔者仍希望这些参考资料能够给读者提供有价值的参考。

另外，本书中提到的一些观点可能会有较多争议，笔者希望通过讨论，可以让读者对淋巴系统在妇科恶性肿瘤中的功能有更深入、更全面的了解，改变一些对淋巴系统的传统认识和处理，从而提高对肿瘤的治疗效果，这正是笔者的意愿。

本书出版之际，恳切希望广大读者在阅读过程中不吝赐教，对本书予以批评指正，以期再版修订时进一步完善，更好地推动妇科肿瘤临床诊治研究的发展。

曹泽毅

2021 年 1 月

目　录

第一章

淋巴系统概述

第一节　从临床角度了解淋巴系统的基础知识

淋巴系统是血管系统的重要组成部分，由封闭的淋巴管和淋巴结组成。淋巴液在各组织间形成，经毛细淋巴管汇入淋巴管，途经若干淋巴结，最后通过两条淋巴导管汇入大静脉。

淋巴器官主要由毛细淋巴管、淋巴管、淋巴干、淋巴结等组织构成，还包括扁桃体、胸腺及脾等。

一、淋巴系统的基本功能

1.淋巴系统是静脉系统的补充。局部淋巴管阻塞会产生局部淋巴水肿。

2.淋巴结能产生淋巴细胞，并将进入淋巴结的异物、细菌和异常细胞（癌细胞）杀灭、破坏、清除，使淋巴系统成为机体免疫系统的重要组成部分。

3.参与机体对脂肪、维生素 K 等的吸收。

二、毛细淋巴管

毛细淋巴管是淋巴管末端最细小的闭锁管道，在体内分布很广。

（一）毛细淋巴管的结构

毛细淋巴管（图 1-1）的管壁很薄，最薄处仅 0.1 μm，由一层连续的扁平内皮细胞构成。大多数毛细淋巴管管径为 10 ~ 45 μm，只允许液体从组织间隙流入毛细淋巴管。

毛细淋巴管与周围组织直接接触，因此，大分子物质或癌细胞可从周围组织直接进入毛细淋巴管。毛细淋巴管与毛细血管之间没有吻合，互不相通。

（二）毛细淋巴管的分布

毛细淋巴管位于组织间隙，主要集中在器官间质、血管周围脂肪结缔组织、大静脉壁和体表皮肤、体腔浆膜等处，常吻合成网。

（三）毛细淋巴管的功能

毛细淋巴管是清除组织液和吸收大分子物质的器官，可纳入不易进入毛细血管的物质，如细菌、异物、癌细胞、红细胞

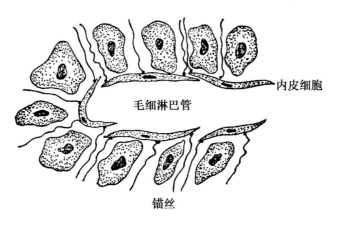

图 1-1　毛细淋巴管的结构

等。其主要功能如下：

1. 吸收水及溶于水中的结晶物质，协助静脉排出组织中的水分。从淋巴管回流的液体占全部组织液的 10% ～ 20%。

2. 吸收组织间隙中不能被毛细血管吸收的蛋白质。正常情况下，毛细血管每日会将 50% 的血浆蛋白滤出至血管外，绝大部分会被毛细淋巴管吸收，经淋巴管回流入血液的血浆蛋白量占循环蛋白质总量的 1/4 ～ 1/2。

3. 肠壁绒毛内的毛细淋巴管可以吸收并运输脂肪。这是脂肪吸收的主要途径，约占人体全部脂肪吸收的 60%。

蛋白质及其他物质能进入毛细淋巴管的可能原因包括：①毛细淋巴管内的胶体渗透压低于血液及组织间隙；②组织间隙中的蛋白质带负电荷，而毛细淋巴管中的蛋白质带正电荷；③毛细淋巴管的内皮壁比毛细血管的内皮壁具有更大的通透性。

三、淋巴管

（一）淋巴管的结构

淋巴管由毛细淋巴管汇合而成，器官内的淋巴管均先吻合成淋巴管丛，再发出集合淋巴管，与局部淋巴结相连。

淋巴管与毛细淋巴管的主要区别是有大量的瓣膜，可保证淋巴液向心流动，防止其反流。当淋巴液回流受阻时，其远侧部的淋巴管可被动扩张，导致瓣膜关闭不全而发生淋巴反流，癌细胞可沿此逆行转移至邻近器官的淋巴管和淋巴结。淋巴液向心流动过程中至少经过 1 个淋巴结，多数器官的淋巴管沿血管走向邻近的淋巴结，少数也可沿其他方向至较远的淋巴结。

（二）淋巴管道

毛细淋巴管内的压力一般较组织液的压力稍低，且毛细淋巴管的通透性较大，因此，大分子蛋白质、淋巴细胞、癌细胞能进入毛细淋巴管，对肿瘤转移有重要意义（图1-2）。

淋巴结滤过和产生淋巴细胞等功能均依赖于淋巴管输送淋巴的作用，只有在淋巴管和淋巴结共同作用下，才能完成以上的正常功能。

（三）淋巴管的再生

淋巴管受损后形成新淋巴管的能力很强。在淋巴流的压力和局部条件发生变化时小淋巴管可形成大淋巴管。

（四）淋巴管的作用

当癌细胞向淋巴结转移而使淋巴管阻塞时，可出现侧支吻

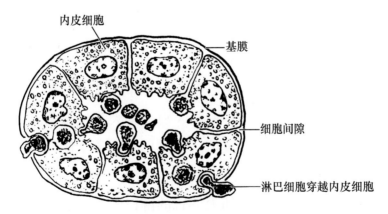

图 1-2　淋巴细胞穿越毛细淋巴管的示意图

合，使癌细胞转移至其他淋巴结。因此，癌症患者淋巴侧支循环的建立对机体是不利的。

四、胸导管

胸导管（即左淋巴导管）收纳全身 3/4 区域（下肢、盆腔、腹部、胸部左侧半、左上肢和头颈部左侧）的淋巴液并汇入静脉。左淋巴导管是全身最粗大的淋巴管，长 30 ～ 40 cm，下端起于乳糜池，向上经主动脉裂孔进入胸腔，再经胸廓上口达左侧颈根部，注入左静脉角。

第二节　淋巴结

淋巴结（lymph node）是一种灰黄色、质软、边缘清楚的圆形或椭圆形小体，直径为 0.5 ～ 2 cm。成人全身淋巴结的总重量为 500 g，约占体重的 1%。淋巴结一侧隆起，一般有 3 ～ 4 条输入淋巴管由此进入；另一侧凹陷，一般有 2 ～ 3 条输出淋巴管由此输出。输出管的数目少于输入管。一个淋巴结的输出管可成为另一个淋巴结的输入管。

淋巴结在青春期（12 ～ 25 岁）可达到最大限度地发育，50 岁后逐渐发生退行性变，数量也逐渐减少。淋巴结的大小与其所在的位置有关，体壁（壁侧）最大的淋巴结为腰淋巴结。腹股沟浅淋巴结为最大的肢体浅淋巴结。

淋巴结分布在淋巴管流向静脉的途中，常聚集成群（组），多数集中在头、颈、躯干和肢体根部、肢体屈侧的一些窝内，以及胸腔、腹腔、盆腔脏器和大血管的周围。

淋巴结除产生淋巴细胞外，还是淋巴液的滤过场所，参与机体的免疫机制。表面上看淋巴结似乎是癌细胞或癌性栓子沿淋巴系统向各处转移的通路，是癌症的传播者，但实际上淋巴结是滤过癌细胞或癌性栓子的屏障，发挥阻碍癌细胞蔓延的重要作用。

（一）淋巴结的解剖结构

淋巴结由结缔组织构成的被膜和支架及淋巴组织构成（图1-3）。

1.淋巴结表面由致密的结缔组织被膜包绕。淋巴结被癌细胞侵犯后，体积增大，被膜变薄，甚至可像一层玻璃纸一样观察到其中的癌细胞，因此在切除淋巴结时须非常仔细，不能挤压更不能弄破淋巴结，否则会造成医源性扩散。

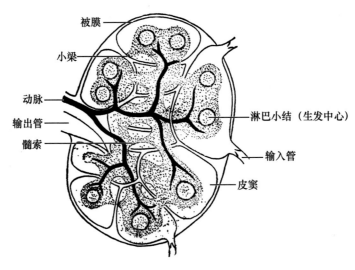

图 1-3   淋巴结的结构

2.淋巴结的实质部分由皮质淋巴窦、淋巴小结、副皮质区和髓质构成，主要包括大量 B 淋巴细胞、少量 T 淋巴细胞和巨噬细胞。当受抗原刺激后，淋巴细胞分裂增殖并生成效应 T 细胞和记忆 T 细胞，少量淋巴细胞也可从淋巴组织进入血液循环。淋巴结髓质主要由 B 淋巴细胞、浆细胞和巨噬细胞组成。

（二）淋巴结的功能

淋巴结的功能是滤过淋巴液、产生淋巴细胞、参与免疫反应、调节淋巴流量。

1.滤过淋巴液　淋巴液可将细菌、毒素、癌细胞、异物等带入淋巴结，这些物质流经淋巴结时会通过蜿蜒迂曲的淋巴窦而运行速度减慢，随后被窦内的巨噬细胞清除处理，从而使淋巴液得到过滤。

2.产生淋巴细胞　淋巴结是产生淋巴细胞的重要部位，能生成 B 淋巴细胞、浆细胞和 T 淋巴细胞。

3.参与免疫反应　淋巴结是重要的免疫器官，参与机体的体液免疫和细胞免疫。

4.调节淋巴流量　通过在淋巴结内的平滑肌纤维收缩可将淋巴液挤出淋巴结。淋巴结还可改变本身的容量以调节淋巴流量。

（三）淋巴结清扫术可能弊大于利

淋巴结是癌细胞转移的主要途径，但也是阻截癌细胞在体内扩散的重要屏障，因此在进行根治手术时，特别是决定早期癌症是否需清除患癌器官的所有局部淋巴结时，还需慎重考虑。此外，部分淋巴结较小，且周围常包绕结缔组织和脂肪组织，其位置也较为隐蔽，在术中不易寻找和识别。因此，一些学者认为淋巴结清扫术不可能彻底清除所有淋巴结，有些转移的淋巴结和血管（特别是静脉）关系密切，界限不清，在分离清除淋巴结的过程中容易损伤静脉血管而造成出血。

笔者认为，多数淋巴结清扫术得不偿失，一是早期肿瘤淋巴转移很少，多数阴性淋巴结可在术前确定，故不必要清扫；二是清扫术会破坏淋巴系统的免疫功能；三是阳性淋巴结清扫有一定风险，且不容易彻底清扫。未转移的正常淋巴结群很容易被清除，甚至可以撕剥下来，但是这种淋巴结清扫术并不需要做。若为比较晚期的淋巴转移或周围血管（特别是静脉）被侵蚀时，淋巴结清扫术会非常困难和危险，由于被转移的淋巴结和血管之间的间隙小、界线不清，甚至侵蚀血管壁层，因此为了避免损伤血管而使一部分转移的淋巴结残留于血管壁会破坏淋巴结的完整性，造成医源性扩散，而彻底清除转移的淋巴结很可能会损伤血管，从而造成严重出血，这两种情况均会损害患者的免疫功能。因此，这样的淋巴结清扫术弊大于利。

第三节　淋巴系统的循环生理学与病理学

一、淋巴液的生成

毛细血管中含有营养成分的液体会透过毛细血管渗入组织间隙成为组织液。一部分组织液会重新被毛细血管吸收进入静脉，另一部分则进入毛细淋巴管成为淋巴液（图 1-4）。组织间

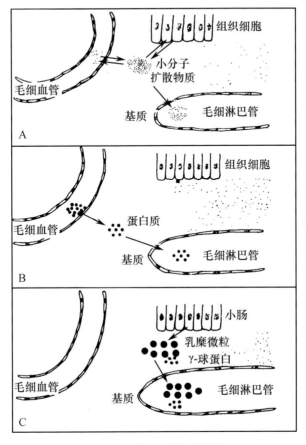

图 1-4　淋巴形成示意图

隙中的毛细淋巴管管壁薄，通透性大，管内压力低于组织液压，使组织液易于进入淋巴管。正常情况下，血浆、组织液和淋巴三者之间存在动态平衡，以保证体液的正常分布。

（一）淋巴液生成的两个途径

1.胞间途径　即经内皮细胞间开放的空隙进入毛细淋巴管。毛细淋巴管壁的细胞间隙能扩张，允许大的弥散性颗粒或细胞从周围组织进入毛细淋巴管。

2.经内皮细胞途径　经细胞质（浆）形成吞饮小泡进入毛细淋巴管。

（二）影响淋巴液生成的因素

组织间隙内的水、化学物质及蛋白质组成可决定淋巴生成的量。血容量过多，毛细血管滤出增多，淋巴液生成的量也增多。组织液与毛细淋巴管的压力差是促进液体进入淋巴管的动力。因此，任何增加组织液压力或降低毛细淋巴管压力的因素都可增加淋巴液生成的量，如运动、静脉压升高等。

二、淋巴液的成分

淋巴液源于组织液，故其成分与组织液相似，但也有不同。淋巴液在回流过程中会在淋巴结内进行物质交换，使浓度发生改变，因此，淋巴干和淋巴导管与毛细淋巴管的淋巴液成分有很大不同。

淋巴液的液体成分与血浆相似，其中包括水、电解质、少量蛋白质，以及少量淋巴细胞，其pH值为7～9，比重为1.02～1.03。

（一）淋巴液中的液体成分

淋巴液的蛋白质含量较血浆低，不同区域淋巴管中淋巴液的蛋白质浓度也不同。淋巴液中的蛋白质主要为白蛋白。

（二）淋巴中的细胞

胸导管中95%～99%的细胞为淋巴细胞，其中80%～85%来源于胸腺的T淋巴细胞，10%～20%来源于骨髓的B淋巴细胞。正常淋巴液中还含有少量单核巨噬细胞，约占细胞总量的0.5%。

同一个体不同部位的淋巴管内淋巴细胞的含量不同，这与其经过的淋巴结数量有关。周围淋巴管中淋巴细胞较少，越靠近中心，淋巴细胞数量越多。

三、血液循环中的淋巴细胞

（一）淋巴细胞的产生和归宿

淋巴细胞主要由淋巴结产生。T淋巴细胞于胸腺中分化发育，寿命较长，可存活数月或数年，是主要的免疫细胞。B淋巴细胞在骨髓中分化发育，寿命较短，仅存活数天或数周，最终成为浆细胞，是主要的体液免疫细胞。

淋巴细胞生成后经淋巴系统进入血液循环，其中少量淋巴细胞返回淋巴系统进行再循环，大部分淋巴细胞进入消化道或血液循环后退化死亡。

（二）淋巴细胞的再循环

每日经胸导管到静脉的淋巴细胞数量是血液循环中淋巴细胞的10～20倍。这些淋巴细胞大部分来自淋巴系统，小部分来自再循环，再循环的淋巴细胞主要为T淋巴细胞，淋巴细胞的再循环与机体免疫反应有关（图1-5）。

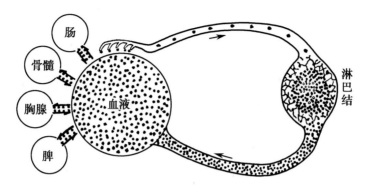

图 1-5 淋巴细胞再循环示意图

四、淋巴液回流

正常人体每 24 h 全身淋巴液流量为 2～4 L，大致等于人体全部血浆量。成人安静状态下，每小时经淋巴管进入血液循环的淋巴液为 120 ml。

（一）淋巴液的流速

淋巴液在淋巴管中的流速很慢，相当于静脉血流速度的 1/10。淋巴液在淋巴结中的流速更慢，这样有利于淋巴与淋巴组织之间的物质交换，更有利于处理和杀灭淋巴液中的异物、癌细胞等。各器官内生成的淋巴液经各级淋巴管向心性流动。

（二）器官淋巴液流向的规律

器官的淋巴液流向基本与该器官的静脉走行一致。分布形式因器官而异：①卵巢、子宫颈等部位的淋巴管汇入同一淋巴结群；②子宫体和膀胱的淋巴管分别汇入不同的淋巴结群。

部分器官的淋巴液引流可越过一些淋巴结，呈跳跃式，如

宫颈癌可直接转移至腹主动脉旁淋巴结。但卵巢上行引流通路
受阻后，也可以向下注入盆部的淋巴结。

（三）影响淋巴液回流的因素

淋巴管平滑肌收缩、外界压力变化、淋巴持续生成和聚集、
淋巴结功能异常等均可影响淋巴液的回流。淋巴管内的瓣膜对
淋巴液的向心回流具有重要意义。

当淋巴流动功能发生障碍时，即可发生局部水肿。这与中
心静脉压、淋巴管与静脉的交通、毛细淋巴管的吸收能力、淋
巴管的收缩力与渗透性、淋巴管瓣膜的功能、重力的作用等影
响有关。

第四节 女性生殖器的局部淋巴结群

一、盆腔淋巴结

盆腔淋巴结分为壁侧淋巴结和脏侧淋巴结。

（一）壁侧淋巴结（图 1-6）

1.髂总淋巴结 位于髂总动、静脉周围的脂肪组织内，接受
髂外淋巴结、髂内淋巴结和骶淋巴结的输出淋巴管，但有时子
宫颈和子宫体下部的淋巴管可直接注入髂总淋巴结。

2.髂外淋巴结 位于髂外动、静脉周围的脂肪组织内，接
受腹股沟浅、深淋巴结的输出淋巴管，并接收子宫颈和子宫体
下部、阴道上部、膀胱等盆腔脏器的淋巴管。盆腔脏器的淋巴

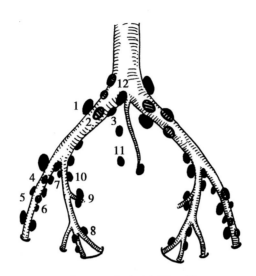

图 1-6 盆腔壁侧淋巴结

1. 髂总外侧淋巴结；2. 髂总中间淋巴结；3. 髂总内侧淋巴结；4. 髂外中间淋巴结；5. 髂外外侧淋巴结；6. 髂外内侧淋巴结；7. 髂间淋巴结；8. 臀下淋巴结；9. 臀上淋巴结；10. 髂内淋巴结（主群）；11. 骶淋巴结；12. 主动脉下淋巴结

管可在髂外淋巴管与来自外阴的淋巴管相汇合。髂外淋巴结输出管注入髂总淋巴结，有时髂外淋巴结可不经髂总淋巴结而直接注入腰淋巴结。

3. 髂内淋巴结　位于沿髂内动脉干及其分支排列的脂肪组织内。

总的来说，淋巴结分布于沿大血管包绕的脂肪组织内，除成群的淋巴结外，也包含很多淋巴管，且在这些脂肪组织中，存有大量游离的淋巴细胞。因此，淋巴结及其周围的脂肪垫均为重要的免疫器官。许多学者报道，癌细胞转移到淋巴系统的结果优于转移到盆腔、腹腔和邻近器官，因为盆腹腔无免疫细胞的保护，癌细胞可以无限制地生长、侵蚀并破坏器官结构，从而导致广泛转移、出血和梗阻等严重后果（此为绝大多数癌症患者的死亡原因）。而转移到淋巴系统的癌细胞可在淋巴结中被长期局限（如果患者免疫力较好甚至可被消灭），从而获得很长的带瘤生存期。

笔者认为，在目前的实际临床手术中，淋巴结清扫术主要是将髂总动、静脉周围和闭孔的淋巴及脂肪组织成片完整清除，这样做会破坏没有转移的淋巴系统，如果施行淋巴化疗，就能把所有壁侧包括淋巴结在内的脂肪组织都浸泡在化疗药液中而将药物吸收入淋巴管、淋巴结内，对癌细胞起到淋巴化疗的作用，这就可以保留完整的淋巴系统，将是对患者的免疫功能最大的保护。

闭孔淋巴结位于髂外静脉和髂内动脉之间的三角区。根据笔者多年的临床观察，闭孔淋巴结是宫颈癌转移最常发生的一组淋巴结，分为闭孔浅组和闭孔深组，闭孔浅组是在闭孔神经浅面和周围围绕闭孔神经的一团脂肪组织，其中淋巴结大小为 0.5 cm，呈圆形，一般为 2 ～ 3 个，闭孔深组位于闭孔侧壁，呈长条状，部分可长达 4 ～ 5 cm，由于闭孔窝较深，其底部为盆底静脉丛，且闭孔血管常有变异，即使经验丰富的术者在切除无转移的闭孔淋巴结群时也容易损伤血管而发生出血，一旦出血，止血比较困难，如果损伤盆底静脉丛，更可造成致命性出血。因此，一些术者称闭孔窝为"狼窝"。

笔者发现绝大多数宫颈癌的淋巴转移不经过骶淋巴结，因此在目前宫颈癌的淋巴结清扫术中已不再包括骶淋巴结。

（二）脏侧淋巴结

盆腔脏侧淋巴结沿髂内动脉的脏支分布，均位于盆腔脏器附近，淋巴结的位置、数目和大小变异较大。

1.子宫旁淋巴结　位于子宫动脉与输尿管交叉处附近，多在输尿管外侧，并覆盖子宫动脉。淋巴结多为 1 个，呈细长或圆形，仅在淋巴结肿大时才可观察到，子宫旁淋巴结接受子宫颈及子宫体下部的集合淋巴管，输出淋巴管注入髂内淋巴结。

2.阴道旁淋巴结　位于阴道上部侧方的结缔组织内，沿子宫动脉发出的阴道支排列，共 1～3 个，淋巴结较小，接受阴道上部和子宫颈的集合淋巴管，输出淋巴管注入髂内淋巴结。

二、腰（腹主动脉旁）淋巴结

腰淋巴结位于腹主动脉及下腔静脉周围，共约 30 个。根据淋巴结与腹主动脉及下腔静脉的关系可分为左腹主动脉旁淋巴结、中间腹主动脉旁淋巴结、右腹主动脉旁淋巴结等。

笔者认为，腰淋巴结的分群对于妇科肿瘤临床医师意义不大，如果确定肿瘤已转移至腰淋巴结，则很可能更高位置的淋巴结已有转移，大量研究已经证明，如果腰淋巴结阳性，则高位淋巴结清扫和放射治疗均不能提高生存率，还可能因为手术损伤而缩短生存期、降低生活质量，因此，笔者认为腰淋巴清扫术不可取，淋巴化疗可控制或局限淋巴转移在原位而不致扩散，以获得带瘤生存率。

三、腹股沟淋巴结

腹股沟淋巴结包括浅淋巴结、深淋巴结。

（一）腹股沟浅淋巴结

位于阔筋膜表层以上的皮下脂肪组织内，存在于沿腹股沟韧带和股三角范围内的约为 2 cm×8 cm 条形脂肪组织之内，是人体最大的浅淋巴结群，可从体表触及（图 1-7）。淋巴结的大小及数目在个体间差异较大。腹股沟浅淋巴结接受下肢、下腹部、臀部、外阴部及会阴区浅层的集合淋巴管，注入腹股沟深淋巴结或直接注入髂外淋巴结。

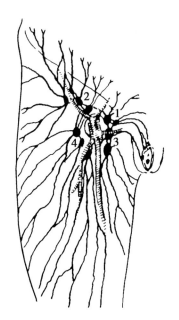

图 1-7　腹股沟浅淋巴结
1.上群内侧部；2.上群外侧部；3.下群内侧部；4.下群外侧部

（二）腹股沟深淋巴结

又称克氏淋巴结（Cloquet node），多沿股动、静脉的外上方分布，一般为单个，呈扁圆形手指甲大小，接受下肢深部及外阴深层的集合淋巴管，注入髂外淋巴结。

长期以来，人们认为在妇科肿瘤的扩散、转移过程中淋巴系统发挥着不良作用，是最容易被转移的器官，因此，所有癌症手术（包括早期癌症）均包括受累器官的区域淋巴结清扫术，这被认为是防止癌细胞转移的重要措施。但笔者认为，从以上临床角度重新了解淋巴系统的解剖和生理功能后可发现淋巴系统是机体免疫系统最重要的一部分，对无转移的淋巴结应加以保护，不能随意清除，而对已有转移的淋巴结可以采用淋巴化疗，以达到更好的效果。

癌症的淋巴转移

1849 年，Virchow 证实恶性肿瘤（特别是来源于上皮的癌症）可经淋巴系统扩散。癌细胞扩散的主要方式是转移（metastasis），即癌细胞首先进入淋巴管形成癌性栓子，然后再累及局部淋巴结。因此当时认为通过广泛切除受累组织和局部转移的淋巴结可以达到治愈的目的。据观察，原发性恶性肿瘤局部淋巴引流区内的淋巴结常有不同程度的肿大，在显微镜下可观察到转移的癌细胞，同时可见滤泡增生、网状细胞及边缘窦内皮细胞增生。这种增生在过去曾被认为是癌细胞产生的毒素所引起的反应。笔者认为这种增生主要是癌细胞在淋巴结内引起免疫反应的结果。

在原发性恶性肿瘤局部淋巴结内的边缘窦中，常有数量不等的组织细胞，虽然正常淋巴结中亦存在组织细胞，但癌肿附近淋巴结内的组织细胞数量最多，甚至可完全充满边缘窦。有学者提出，癌肿局部淋巴结内的组织细胞增多表示机体对癌细胞的免疫功能较强，患者的生存率较高。

第一节　癌的淋巴系统

淋巴转移的频率及发生的早晚一般认为与原发癌的大小及癌细胞分化程度有关。但笔者认为淋巴转移的发生主要是癌症患者机体免疫功能低下的结果，也是癌症发展和扩散的表现和影响预后的重要因素，因此，如要控制淋巴转移的发生，除阻断其转移途经，消除或减少淋巴结转移中的癌细胞外，最重要的是保护淋巴系统的免疫功能，对治愈癌症、延长患者生存时间及降低死亡率具有重要的意义。

癌细胞可从原发部位侵入淋巴管，部分癌细胞可随淋巴液到达淋巴结或直接侵入邻近组织，并在该处继续生长，进而形成与原发部位相同类型的癌灶。癌症的转移方式包括淋巴转移、血行转移、局部浸润以及其他方式（种植性转移、接触性转移、管腔性转移），以淋巴转移最常见。明确癌组织内淋巴管的生成与分布、癌组织内的淋巴管和正常淋巴管的区别等问题，对于探讨淋巴转移机制、诊断和治疗都有重要意义。

一、癌的淋巴管生成

研究表明，癌组织中存在新生淋巴管，这些新生的淋巴管与血管内皮生长因子 C（vascular endothelial growth factor-C，VEGF-C）、VEGF-D 诱导的淋巴管生成有关。

Carr 等最早发现癌细胞是以单个或成群的方式穿过淋巴管内皮细胞之间的开放而进入淋巴管腔。因此，毛细淋巴管内皮细胞连接的开放有利于癌细胞进入。笔者认为，淋巴管壁的多处"破损、开放"实际上是淋巴系统的主动开放，将癌细胞吸纳到淋巴管中，然后在淋巴结中进行处理，这也是机体免疫功能在淋巴系统发挥作用的重要表现方式。

第二章

二、癌的淋巴管分布

关于肿瘤内是否存在淋巴管一直有不同的见解。2001年有研究者在大鼠种植瘤内发现了淋巴管，此后相继有研究者在多种人类肿瘤内观察到淋巴管。研究证实，恶性肿瘤周围存在大量扩张的淋巴管，数量明显多于瘤内淋巴管，在已经发生局部淋巴结转移的恶性黑色素瘤内，瘤周和瘤内淋巴管的数量和管腔横截面积明显高于非淋巴结转移组。有研究者认为，恶性肿瘤内淋巴管为无功能性淋巴管，而瘤周为功能性淋巴管，可促进癌细胞的淋巴转移。

我国研究者观察了结肠癌、胃癌、乳腺癌患者组织，在癌巢中心或坏死区未观察到毛细淋巴管和淋巴管，但在癌灶周围可观察到较多毛细淋巴管和淋巴管，且周围淋巴管的体密度和数密度明显高于"正常区"淋巴管。此外，有研究者通过分析147例结肠癌患者的组织发现，结肠癌组织周围淋巴管的密度为（9.75±2.75）/mm^2，而非癌组织内淋巴管的密度为（4.38±1.50）/mm^2。因此，国内外学者均认为恶性肿瘤组织内存在淋巴管。

研究发现，当正常组织受到肿瘤细胞浸润时，乳糜管内皮细胞间连接的开放率高达40%，其中开放的宽度可达0.5 mm，并可观察到高分子物质通过开放处进入乳糜管。早期研究也提示，当组织水肿或轻度损伤时，乳糜管内皮细胞间连接的开放率约为50%。因此可以认为，癌细胞浸润可引起淋巴管形态结构的改变，增加内皮细胞间连接的开放率，增大开放处的宽度，有利于癌细胞进入毛细淋巴管内，形成癌的淋巴道"转移"。而在正常生理状态下，器官内仅有部分毛细淋巴管处于开放状态。当肿瘤浸润生长时，原来处于非功能状态的大量毛细淋巴管扩张和开放。笔者认为，上述变化均为机体免疫系统对癌细胞侵入的反应。

三、癌的淋巴转移的过程

很多研究证明，淋巴结不仅可以清除细菌、毒素及异物，同时也能捕捉侵入结内的癌细胞，以阻止其进一步扩散。癌细胞侵入淋巴管后可引起淋巴结发生一系列免疫反应。例如，副皮质区域生发中心活跃，大量淋巴细胞限制癌细胞增生。同时，癌细胞经输入管进入淋巴窦，而淋巴窦内蜿蜒迂曲，经过窦内由网状细胞及网状纤维形成的细网，癌细胞在淋巴窦内的移动速度减慢，使其与免疫细胞接触较长时间，进而变性坏死，被免疫细胞杀灭。但当机体免疫功能低下而不能阻止、杀灭所有在淋巴结内的癌细胞时，存活的癌细胞在淋巴结内快速生长，继续增殖至一定程度时充满整个淋巴结，最终破坏整个淋巴结，少数情况下癌细胞可穿破淋巴结被膜侵蚀周围血管壁或间质组织形成团块。多数情况下癌细胞继续沿被转移淋巴结的输出管继续转移和向上一级淋巴结扩散。

第二节　癌的淋巴转移机制

癌的淋巴转移是一个非常复杂的过程，与癌细胞的分化、宿主的免疫功能和淋巴管自身特点有关。

一、癌的淋巴转移途径

淋巴转移沿受累器官的淋巴流向进行，即癌细胞由患癌器官的集合淋巴管进入局部淋巴结，如果机体免疫力不能阻碍癌细胞发展，则会继续侵入上一级淋巴结，最后经淋巴干及淋巴导管（胸导管及右淋巴导管）入血，从而形成血行转移，累及肺、肝、脑或全身各器官。

癌细胞在转移过程中所经过的淋巴结数量不同，经过的淋巴结越多，其扩散速度越缓慢甚至停止。

1.癌淋巴转移的过程 癌细胞首先从原发肿瘤上分离下来并侵入周围组织，这是由癌细胞间的细胞黏附性下降和癌细胞的侵袭性所致。

2.癌细胞侵入毛细淋巴管 癌细胞的快速增殖及其代谢产物使基质降解等可导致毛细淋巴管的结构变化，癌细胞容易侵入毛细淋巴管，也可能是毛细淋巴管在免疫功能的作用下主动开放将癌细胞吸纳进入淋巴管并进一步运送至淋巴结内局限和处理。

3.毛细淋巴管的形态特征 毛细淋巴管管壁很薄，仅由一层内皮细胞和少量的结缔组织构成；内皮细胞重叠处常存在间隙，若这些间隙处于开放状态，则是癌细胞侵入的形态学基础。

4.机械压力学说 肿瘤的机械压力是促进癌细胞进入淋巴管的主要原因，即当肿瘤生长到一定程度，可延伸至邻近的毛细淋巴管周围。此外，由于癌细胞快速生长消耗组织间大量的

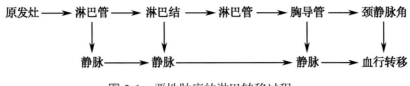

图 2-1　恶性肿瘤的淋巴转移过程

氧气和营养物质，导致局部组织缺氧，使毛细淋巴管内皮细胞受损而使细胞间隙扩大，同时癌细胞所具有的快速移动能力也使其易于侵入淋巴管。此外，肿瘤组织本身的机械压力及局部张力增强也可导致毛细淋巴管管腔扩大、内皮细胞间连接处于开放状态，使癌细胞得以迅速进入毛细淋巴管管腔。笔者认为，除上述原因以外，癌组织淋巴管的开放率较正常组织或良性病变组织的淋巴管开放率高，应该考虑主要是机体免疫系统为了抵抗癌细胞向邻近组织的入侵，而主动开放肿瘤周围的淋巴管，以吸引肿瘤细胞进入淋巴管至淋巴结，并准备好在淋巴结内杀灭这些癌细胞。可以认为这是淋巴系统主动的行为，而不完全是被动因压力或癌细胞主动侵入的结果。

　　5.癌细胞在淋巴管内运行　　癌细胞以阿米巴样运动的形式进入毛细淋巴管后，借助淋巴管管壁的节律性收缩和淋巴管的外在动力，快速进入局部淋巴结。

　　6.淋巴结转移　　癌细胞一旦进入淋巴结，即为淋巴结转移。癌细胞到达淋巴结后，引起淋巴结的一系列免疫反应，如副皮质区增生、生发中心活跃。如果机体的防御能力强，可出现癌细胞在淋巴结内被淋巴细胞、巨噬细胞等吞噬、破坏而发生变性、死亡。如果机体免疫功能不够强大，只能使部分癌细胞被消灭，存活的癌细胞可在淋巴结囊内快速生长，最后破坏整个淋巴结穿出淋巴结向周围组织扩散，或保持完整淋巴囊包膜继续向上一级淋巴结扩散转移。

在整个过程中，癌细胞需逃避免疫监视机制，不受控制地生长。直径≥2 mm 的实体瘤需要促进血管生成并依赖新生血管的形成才能继续生长。

二、癌的逆行性淋巴转移

在一般情况下，癌细胞的淋巴转移与器官的淋巴流向一致，但当淋巴管阻塞或淋巴结被破坏时，癌细胞可形成逆行性转移，此种转移可通过集合淋巴管之间的吻合、共同的局部淋巴结及淋巴侧支循环等途径进行。

1.通过集合淋巴管之间的吻合进行逆行性转移　子宫底部、输卵管和卵巢的集合淋巴管可在卵巢系膜处相吻合，然后向上注入腰淋巴结。正常情况下，这 3 个器官的淋巴均汇入腰淋巴结，但当吻合处上方的集合淋巴管阻塞时，阻塞处以下的集合淋巴管扩张，瓣膜失去作用，即可发生逆行性转移，通过集合淋巴管间的吻合侵入其他两个器官的淋巴结，如由卵巢癌引起的集合淋巴管阻塞，则可累及输卵管和子宫的淋巴结。

2.通过共同的局部淋巴结进行逆行性转移　多个器官的淋巴管可注入同一个局部淋巴结。例如，子宫底部、直肠和膀胱的淋巴管均可注入髂内淋巴结，然后向上注入髂总淋巴结至腰淋巴结。当共同局部淋巴结输出阻塞时，癌细胞可经其转移至其他器官的淋巴结，即宫颈癌引起阻塞时，癌细胞可通过上述途径侵入直肠及膀胱淋巴结。

3. 通过侧支循环进行逆行性转移　研究证明，正常淋巴循环因肿瘤而被阻塞时可出现侧支吻合，形成侧支循环，以维持正常的淋巴回流功能，从而使癌细胞转移至其他淋巴结。例如，正常情况下，卵巢的淋巴管向上注入腰淋巴结，但 Eichner 等在卵巢癌手术过程中观察到 43% 的卵巢淋巴管通过卵巢的集合淋巴管进入盆部髂内或髂外淋巴结。说明当主要流路受阻后，可形成侧支循环。因此，如果卵巢的上行淋巴流路受阻，癌细胞可经过下行流路转移至盆部的淋巴结，而侧支循环的建立会扩大癌细胞的转移范围，对患者产生不利影响。

4. 锁骨上淋巴结的逆行性转移　部分晚期卵巢癌、宫颈癌患者由于大量癌细胞导致胸导管内的淋巴循环受阻，使胸导管内的癌细胞逆行进入 Virchow 淋巴结（锁骨上淋巴结），卵巢癌发生 Virchow 淋巴结转移的概率为 30%，子宫癌为 13%，其中 59.8% 发生于左侧，25.4% 发生于右侧，14.8% 为双侧。任何发生锁骨上淋巴结转移的晚期恶性肿瘤即为Ⅳ期，绝大多数患者将在短期内死亡。

笔者认为，锁骨上淋巴结转移是淋巴系统阻止癌细胞进入血液循环的最后一道关口，此时患者的免疫功能已非常弱，锁骨上淋巴结一旦被突破，癌细胞会很快进入血液循环而发生全身多器官转移导致死亡。因此，即使已发生锁骨上淋巴结转移，也应尽可能将癌细胞局限于此，避免其突破发展，争取使患者带瘤生存，延长生存期。根据笔者经验，这种情况不能对转移的锁骨上淋巴结行手术切除，更不能穿刺以明确诊断（临床可确诊）而破坏已转移的锁骨上淋巴结的完整性，可以直接行放射治疗。

三、癌细胞由淋巴管进入血管的其他途径

原发性及继发性恶性肿瘤发生淋巴管阻塞后，可形成淋巴管与静脉的吻合。淋巴管与静脉的吻合可加速癌细胞的血行转移，因此发生淋巴管与静脉吻合的恶性肿瘤患者生存率低。

淋巴结转移时结内可形成淋巴窦与静脉的吻合，癌细胞可直接侵入血液循环，缩短了转移的过程，加快了扩散的速度。

四、癌淋巴结转移率及转移部位

各种原发性恶性肿瘤的淋巴结转移率不同。由于淋巴转移可通过淋巴管、淋巴结及胸导管与静脉间多种形式的吻合进行，当不同临床期别患者的免疫功能严重低下时，肿瘤常累及多个部位的淋巴结，而不是仅限于原发灶局部淋巴结的转移。

有研究报告了 1065 例癌症病理检查资料，比较了各种癌症淋巴结转移的特点。其中妇科肿瘤（宫颈癌、卵巢癌、子宫内膜癌、外阴癌）以盆腔淋巴结转移最多见（50.5%），其次为腹主动脉旁淋巴结（37.8%）及锁骨上淋巴结（26.1%），腹股沟淋巴结最少见（5.4%）。

五、癌在淋巴结内的生长及再扩散

如果患者免疫功能低下，则癌细胞可在淋巴结内继续生长增殖，并通过输出淋巴管到上一级淋巴结。病变也可穿透淋巴

结被膜，侵犯周围组织。于是淋巴结固定、活动度完全消失。这时，用手术方法摘除的危险较大，完整切除淋巴结的可能性也大为减小，因为分离已转移的淋巴结时，往往会使淋巴结被膜破损、淋巴管网断裂，造成癌细胞从淋巴结和淋巴管溢出，更为广泛地种植在手术区域或进入微血管内的严重后果。

在某些淋巴引流丰富的部位，淋巴结数量较多。当机体免疫功能基本正常时，即便癌细胞在扩散过程中能够绕过或跨越一些淋巴结，但大部分淋巴结仍能滤过癌细胞，阻碍其扩散，起到一定的抑制作用。

如果这一区域有较多的淋巴结已被转移时，不能只注意到已经转移的淋巴结群，还要意识到这一区域的大量淋巴管中已经存在很多的癌细胞或癌性栓子正在区间流动，如果只是清除淋巴结，很容易促使这些在淋巴管中的癌细胞从破裂的淋巴管中溢出到组织间隙，迅速种植生长、浸润扩散。因此，笔者不同意切取淋巴结活检，更不能在术中用手指钝性分离淋巴结，若淋巴结为阴性，则没必要去做；如果淋巴结为阳性，淋巴管内有很多正在流动的癌细胞，将可能很快造成大量癌细胞溢出，造成局部浸润、扩散，后果极为严重。笔者还建议，如果高度怀疑转移，宁可做系统淋巴整块清扫手术，也不做淋巴结取样。最好是术前用 PET-CT 检查，避免进行淋巴活检。

由于淋巴结常位于较大的动、静脉脂肪垫内，如果淋巴结内的转移癌穿破淋巴结被膜，将侵犯静脉壁层，使癌性栓子进入静脉血流，引起血行播散。可以想象，如果试图手术切除这种淋巴结，损伤出血的可能性极大，其后果不堪设想。

六、癌的其他转移方式

（一）血行转移

血行转移是癌症较少发生的转移方式。肉瘤多沿血管转移至肺和肝，这可能与肉瘤中丰富的新生血管以及血管结构的不完整等因素有关。恶性滋养细胞肿瘤具有胚胎胎盘绒毛的特性，均由血行转移。此外，晚期子宫内膜癌和卵巢癌等也可沿血管转移。

（二）种植性转移

当腹腔内器官的恶性肿瘤穿透浆膜后，游离的癌细胞即可播散至浆膜腔，并可在浆膜的壁层或器官表面（脏层）种植性生长，如子宫内膜癌穿透子宫浆膜层后，可在盆腔或腹腔形成种植性转移；卵巢癌因没有腹膜包被，癌细胞由于肠蠕动的摩擦很容易脱落至腹腔、盆腔，常在腹膜壁层、膈面及大网膜、小肠、直肠、子宫、输卵管表面形成种植性转移，特别是因重力而致使散落的癌细胞聚集在直肠子宫陷凹，呈结节状生长。盆腔三合诊发现肿瘤结节是早期诊断卵巢癌的重要体征之一。

（三）接触性转移

即局部皮肤、黏膜的癌细胞与相应部位的皮肤或黏膜直接接触而形成的转移癌，如与右侧外阴癌接触的左侧阴唇部位也可发生癌的转移。

（四）管腔性转移

癌细胞可沿管腔蔓延转移，如子宫内膜癌的癌细胞可沿输卵管口进入腹腔，导致盆腔或腹腔器官的转移。卵巢癌细胞浸润至输卵管后也可沿输卵管管腔蔓延。

总而言之，对癌的淋巴转移，笔者认为最主要的原因是患者免疫力受损而导致淋巴系统不敌癌细胞侵犯的结果，固然清除未转移的淋巴系统绝对是错误的，即使为了个别转移的淋巴结而系统清除其他所有无转移的淋巴结也是错误的，这是在已存在免疫力降低的情况下进一步削弱或彻底消除淋巴系统的免疫功能，导致后果更差。

笔者认为，关于淋巴系统在肿瘤治疗中的重要性，已成为临床学界的共识：Ⅰ期癌无淋巴结转移者生存率为90%以上，Ⅱ期癌症无淋巴结转移者存活率为70%以上，若淋巴转移阳性，生存率即下降至40%～50%以下，腹主动脉旁淋巴转移阳性者，生存率下降至30%，这些绝大多数都是淋巴清扫后病理检查的结果，说明对已有淋巴转移的患者淋巴清扫手术并不能提高生存率，甚至还可能降低生存率。

第三节　女性外阴恶性肿瘤的淋巴转移

一、外阴的淋巴引流

（一）外阴的毛细淋巴管与淋巴管

外阴浅层可见一层毛细淋巴管网。毛细淋巴管直径为

15 ～ 25 μm，以小阴唇处最密集，与大阴唇、阴蒂之间及对侧毛细淋巴管相互吻合交通，经外阴的淋巴管网注入局部淋巴管，其管径为 40 ～ 140 μm，粗细不均。小阴唇的淋巴管汇入大阴唇的淋巴管，大阴唇的淋巴管再汇集成较粗的淋巴管，沿大阴唇向上至阴阜外方。阴蒂部淋巴管与双侧大、小阴唇淋巴管汇合，进入腹股沟浅淋巴结群。

（二）腹股沟浅淋巴结

每侧外阴淋巴管均有 2 ～ 5 条流入腹股沟浅淋巴结。腹股沟浅淋巴结又分为上群（淋巴结位于腹股沟韧带下方）、下群（沿大隐静脉近侧端的淋巴结），再以大隐静脉为界分为内侧部与外侧部。大部分腹股沟浅淋巴结流入腹股沟深淋巴结或髂外淋巴结，少部分流入闭孔淋巴结。部分阴蒂淋巴管可不经腹股沟深或浅淋巴结，而直接流入闭孔淋巴结。总之，外阴淋巴结经腹股沟浅淋巴结至深淋巴结、髂外淋巴结及闭孔淋巴结，汇入髂总淋巴结，最后流入腰淋巴结（图 2-2）。

外阴癌的扩散以直接蔓延和淋巴转移为主，淋巴转移是外阴癌最常见的扩散方式。

二、外阴癌的淋巴转移

1. 转移的顺序　外阴癌的淋巴转移常具有一定顺序。第一站为腹股沟浅、深淋巴结，随后累及第二站盆腔淋巴结，通常先累及同侧，继而累及对侧。文献报道浅淋巴结转移约占 50% 以上，深淋巴结转移较少。阴蒂恶性肿瘤可直接转移至腹股沟

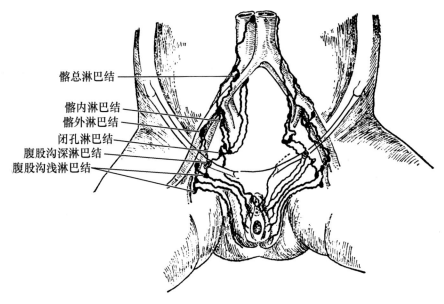

髂总淋巴结
髂内淋巴结
髂外淋巴结
闭孔淋巴结
腹股沟深淋巴结
腹股沟浅淋巴结

图 2-2   外阴的淋巴结

深淋巴结，累及阴道下 1/3 时，可直接转移至髂外淋巴结。

2. 肿瘤大小与淋巴转移　直径＜ 1 cm 的外阴癌发生腹股沟淋巴结转移为 6% 的概率；直径为 2 cm 的外阴癌转移的概率约为 14%；直径 2 ～ 8 cm 的外阴癌转移的概率≥30%；直径≥8 cm 的外阴癌转移的概率为 50% ～ 90%。虽然腺癌肿瘤较小，但易发生转移，常在就诊时已有较广泛的转移。

3. 癌细胞恶性程度与淋巴转移　分化不良癌细胞组的淋巴结转移的概率为 62%，分化良好的癌细胞则为 35%。

4. 跳跃式淋巴结转移　多见于腺癌或≥3 cm 的鳞状细胞癌、位于外阴中心部的肿瘤，以及位于阴蒂、尿道及阴唇上 1/2 的肿瘤。可直接转移至闭孔淋巴结，而腹股沟深、浅淋巴结未见转移。

5.外阴癌的发生部位、生长方式与淋巴转移　发生于前庭、阴蒂的外阴癌或溃疡型外阴癌均易发生淋巴结转移（图 2-3）。

三、外阴癌淋巴结转移的诊断

研究结果显示，腹股沟淋巴结临床检查阴性的患者，病理检查也为阴性的诊断符合率为 96.4%（27/28）；临床可疑或临床阳性，病理也为阳性的诊断符合率仅为 52.2%（12/23），这是因为一部分曾患外阴或下肢感染、炎症的患者也可能出现腹股沟淋巴结肿大。有研究报道，在未能触及淋巴结的病例中，43% 可能已有淋巴结转移。一般临床检查误诊率为

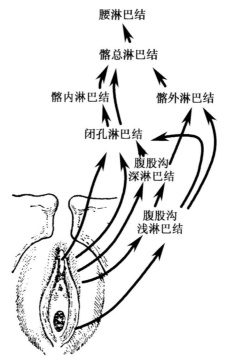

图 2-3　外阴的淋巴流向

25%～45%，这与医生的经验和仔细检查的程度有关。

淋巴结转移的鉴别诊断：由于女性外生殖器的解剖生理学特点，其极易出现各种感染，如淋病、梅毒、结核，同时下肢炎症、感染以及病因不明的急性外阴溃疡等均可合并腹股沟淋巴结肿大，甚至变硬，不易与转移癌相区别。笔者认为，应注意肿大腹股沟淋巴结的多源性，通过详细询问病史，观察局部病变的特征，检查外阴病变的性质，通常能做出正确诊断，必要时可进行外阴病变区组织活检或 PET-CT 检查以确诊。

四、外阴癌的国际分期

2014 国际妇产科联盟（International Federation of Gynecology and Obstetrics，FIGO）外阴癌分期如下：

Ⅰ期　肿瘤局限于外阴，淋巴结未转移。

ⅠA 期　肿瘤局限于外阴或会阴，最大直径≤ 2 cm，间质浸润≤1mm。

ⅠB 期　肿瘤局限于外阴或会阴，最大直径＞2 cm，间质浸润＞1 mm。

Ⅱ期　任何大小的肿瘤，肿瘤侵犯下 1/3 尿道、下 1/3 阴道、肛门，淋巴结无转移。

Ⅲ期　任何大小的肿瘤，肿瘤有或无侵犯下 1/3 尿道、下 1/3 阴道、肛门，伴有腹股沟浅淋巴结转移。

ⅢA 期　1 个淋巴结转移（≥5 mm），或 1～2 个淋巴结转移（＜5 mm）。

ⅢB 期　＞2 个淋巴结转移（≥5 mm），或≥3 个淋巴结转移（＜ 5 mm）。

ⅢC 期　淋巴结转移伴囊外扩散。

Ⅳ 期　肿瘤侵犯其他区域：上 2/3 尿道、上 2/3 阴道，或远处转移。

ⅣA 期　肿瘤侵犯下列任何部位：上尿道和（或）阴道黏膜、膀胱黏膜、直肠黏膜或固定在骨盆壁，或腹股沟-股淋巴结出现固定或溃疡形成。

ⅣB 期　任何部位（包括盆腔淋巴结）的远处转移。

五、外阴癌淋巴结转移的合理治疗与预后

因外阴癌行外阴切除（超出肿瘤边缘 1 cm 以上，包括阴阜大部、脂肪深达筋膜层及骨膜）及浅淋巴结（股三角、腹股沟淋巴结）、深淋巴结（髂淋巴结及闭孔淋巴结）清扫的患者，因切除范围广泛而皮肤缝合张力过大时皮肤切口不易愈合而发生坏死，常需由整形外科医师行皮瓣移植手术。由于女性外生殖器淋巴引流的特点，我国中华妇科肿瘤学会于 2007 年编写的《妇科常见肿瘤诊治指南》认为常规清扫双侧腹股沟淋巴结，必要时应同时行盆腔淋巴结清扫术。笔者认为只有在腹股沟深淋巴结阳性时才应考虑行盆腔淋巴结清扫术或腹膜外置管淋巴化疗，有文献报道 40 例外阴癌盆腔淋巴结转移率为 22.5%，其中闭孔淋巴结转移占首位，其次为髂内、髂外淋巴结。

外阴癌的预后较好，影响预后最重要的因素是淋巴结状态，其次为病灶大小。组织学分级、肿瘤厚度、间质浸润深度、淋

巴血管间隙累及是淋巴结受累的危险因素，但不是生存率的独立危险因素。有研究显示，淋巴结阴性的外阴癌患者 5 年生存率超过 90%，而阳性者仅 50% 左右。

外阴癌无淋巴结转移行根治术的 5 年生存率超过 80%，淋巴结转移阳性者根治术后 5 年生存率下降至 50%。由于外阴癌组织对放射线不敏感，而且外阴皮肤对放射线的耐受性较低，单纯放射治疗 5 年生存率低于 20%。笔者曾接诊 1 例外阴癌因腹股沟淋巴结转移阳性而行双侧腹股沟区及下腹部外照射治疗的患者，治疗 1 周后局部照射野皮肤发红，出现多处"小脓点"，很快扩大融合，破溃后流出物皆为癌细胞，因此笔者认为，外阴癌行放射治疗可能造成经淋巴管扩散。此例虽为个案，但笔者印象极为深刻，故强烈建议外阴癌首选手术治疗，必要时辅以化疗，谨慎应用放射治疗。

第四节 阴道癌的淋巴转移

阴道癌分为原发性与继发性。原发性阴道癌极少见，占女性生殖器恶性肿瘤的 0.5%～3.1%，与宫颈癌的比例为 1∶34，与外阴癌的比例为 1∶3.8。继发性阴道癌在临床上较为多见，最常继发于宫颈癌，其次为直肠癌、膀胱癌，偶可由子宫体及卵巢等器官的恶性肿瘤转移而来。

一、阴道的淋巴流向

阴道黏膜层及肌层内的毛细淋巴管像该处丰富的静脉丛一

样，沿阴道疏松组织纵行向外逐渐汇合成淋巴管。阴道上部的淋巴管伴随子宫颈血管上行至盆腔闭孔、髂内及髂外淋巴结；阴道中部的淋巴管部分伴随阴道血管上行至髂内、髂外淋巴结；阴道下部的淋巴管与外阴淋巴管相通，可间接引流至腹股沟淋巴结；直肠阴道隔的淋巴引流至骶前及髂总淋巴结。因此，阴道上 1/3 阴道癌的淋巴引流途径基本同宫颈癌，下 1/3 阴道癌的淋巴引流途径基本同外阴癌，但也可至盆腔淋巴结，中 1/3 阴道癌的淋巴可经上、下两个途径引流（图 2-4 和图 2-5）。

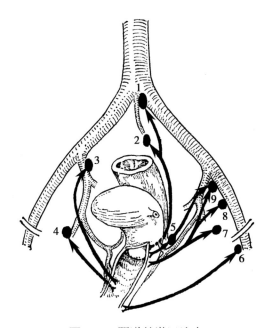

图 2-4 阴道的淋巴流向

1. 主动脉下淋巴结；2. 骶淋巴结；3～4. 髂内淋巴结；5. 子宫旁淋巴结；6. 腹股沟浅淋巴结；7. 闭孔淋巴结；8～9. 髂外淋巴结

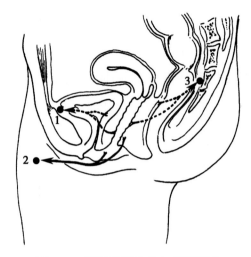

图 2-5   阴道的淋巴管与邻近器官
1.膀胱旁淋巴结；2.腹股沟浅淋巴结；3.直肠旁淋巴结

二、阴道癌淋巴转移的诊断

据统计，原发性阴道癌患者的 5 年生存率仅为 12%。预后不良的原因主要是由于阴道复杂的淋巴引流很容易发生淋巴结转移。淋巴造影可诊断是否有淋巴结转移，但造影方法有创且繁琐，目前已不再应用，现将 PET-CT 作为术前检查以明确有无淋巴转移。

三、阴道癌的国际分期

2009 FIGO 阴道癌分期如下：

Ⅰ 期   肿瘤局限在阴道壁，没有淋巴转移。

ⅠA 期   肿瘤局限在阴道壁，病灶直径≤ 2 cm，无淋巴转移。

ⅠB期 肿瘤局限在阴道壁，病灶直径＞2 cm，无淋巴转移。

Ⅱ期 肿瘤浸润阴道旁，未达盆壁，无淋巴转移。

ⅡA期 肿瘤浸润阴道旁，未达盆壁，病灶直径≤2 cm，无淋巴转移。

ⅡB期 肿瘤浸润阴道旁，未达盆壁，病灶直径＞2 cm，无淋巴转移。

Ⅲ期 任何大小的肿瘤浸润阴道旁，已达盆壁，或浸润阴道下1/3，或输尿管梗阻肾积水，或有淋巴转移。

ⅢA期 任何大小的肿瘤可能累及盆壁和（或）浸润阴道下1/3，和（或）阻断尿流出道，盆腔淋巴结转移或腹股沟淋巴结转移。

ⅢB期 任何大小的肿瘤累及盆壁和（或）浸润阴道下1/3，和（或）阻断尿流出道，未扩散至远处淋巴结。

Ⅳ期 肿瘤侵犯膀胱或直肠或超出盆腔。

ⅣA期 任何大小的肿瘤侵犯膀胱（泡样病变不列入Ⅳ期）或直肠或超出盆腔，可无盆腔淋巴结转移或腹股沟淋巴结转移。

ⅣB期 任何大小的肿瘤侵犯远处器官，如肺、肝、骨，盆腔淋巴结转移或腹股沟淋巴结转移。

四、阴道癌淋巴转移的治疗与预后

阴道癌是女性生殖器官肿瘤中较难治疗的一种，其原因为阴道具有复杂的淋巴引流且与周围器官关系密切。阴道癌的治疗取决于肿瘤位置，以及淋巴转移的途径和侵犯范围（膀胱及直肠等）。其治疗比宫颈癌复杂，以手术或放疗为主，阴道上1/3 癌的淋巴处理同宫颈癌，下 1/3 癌的淋巴处理同外阴癌。常采用经阴道近距离同步放化疗等综合治疗。

阴道癌治疗后即使效果较好，绝大多数患者会丧失阴道性功能，对年轻患者来说是一大遗憾，甚至影响患者一生。如果患者无盆腔转移，能否在治疗阴道癌的同时保留或再建阴道以恢复阴道性功能？笔者曾在切除子宫和全阴道时，利用子宫前壁浆肌层和后壁浆肌层翻转分别作为新的阴道前后壁，取得很好疗效。

第五节 宫颈癌的淋巴转移

目前宫颈癌已有系统的诊断、治疗方案，且疗效较稳定。进一步提高治愈率的关键在于防止治疗后复发与转移，这与首次治疗范围是否规范合理、淋巴处理是否恰当有关，这些都将影响预后。

一、宫颈癌的发展与转移

由宫颈上皮高度病变发展至浸润癌需 5 ～ 10 年，一旦形成浸润癌，即可直接蔓延或发生淋巴转移，血行播散比较少见。癌细胞可沿组织间隙而侵犯邻近组织。宫颈癌向上蔓延，可侵犯子宫体。向下可累及阴道穹窿及阴道侧壁，因前穹窿较后穹窿浅，故阴道前壁的浸润常较后壁早。

二、宫颈癌淋巴转移顺序

宫颈癌的淋巴转移与子宫颈的淋巴流向一致，多累及盆腔淋巴结，一部分可至腰淋巴结及腹股沟淋巴结。淋巴转移的先后顺序依次为闭孔淋巴结（39%～39.6%），髂内、外淋巴结（27.4%～38%），宫颈旁淋巴结（10.5%～15%），髂总淋巴结（6.8%～11.6%），腹股沟淋巴结（5.6%～6.3%）（图 2-6）。

有研究者总结了 744 例宫颈癌，在有转移的淋巴结中多为髂外淋巴结、闭孔淋巴结及髂内淋巴结，少数为主动脉旁淋巴结、骶淋巴结。

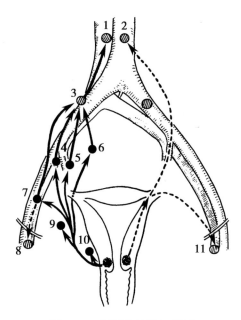

图 2-6 宫颈癌的淋巴转移

1 和 2. 腹主动脉旁淋巴结。3. 髂总淋巴结。4 和 5. 髂内淋巴结。6. 骶前淋巴结。7. 髂外淋巴结。8 和 11. 腹股沟深淋巴结。9. 闭孔淋巴结。10. 宫旁淋巴结

　　研究显示，最常发生转移的淋巴结为闭孔淋巴结（86%），其次为髂外淋巴结（22.9%）、髂内淋巴结（17.4%）和髂总淋巴结（12.7%）；盛修贵等认为，闭孔淋巴结的转移率（61%）高于髂外淋巴结（30%）、髂内淋巴结（5%）、髂总淋巴结和腹股沟深淋巴结（2%）；国外的研究也认为，闭孔淋巴结是最常见的盆腔淋巴结转移部位。张海燕等应用 PET-CT 对 43 例宫颈癌患者的盆腔淋巴结转移状态进行分析，其分布依次为子宫旁淋巴结（23.29%）、闭孔淋巴结（21.92%）、髂外淋巴结（16.44%）、髂内淋巴结（15.07%）、髂总淋巴结（10.96%）和主动脉旁淋巴结（12.33%）。

　　根据研究和笔者多年手术观察可知，转移的淋巴结多位于闭孔窝，髂外动、静脉，髂内动、静脉干及其分支的周围（图2-6）。因此，掌握血管分支的走行和分布关系，可了解宫颈癌淋巴转移的途径和可能侵入的局部淋巴结。

　　1. 淋巴转移的前哨淋巴结　Cabanas（1977 年）首先提出了前哨淋巴结（sentinel lymph node，SLN）的概念，即首先接受器官淋巴引流的淋巴结，它可作为屏障暂时阻止癌细胞的进一步扩散，并建议切除 SLN 以检查是否转移，然后再确定是否进行大范围淋巴结清扫术。

　　对于宫颈癌淋巴转移中的 SLN，至今尚存争议。有研究发现盆腔淋巴结转移的宫颈癌病例均有子宫旁淋巴结转移，认为子宫旁淋巴结相当于 SLN。子宫旁淋巴结是转移的好发部位，但因子宫旁淋巴结靠近宫颈，容易被忽略。也有研究认为闭孔淋巴结相当于 SLN。

很多研究证明，宫颈癌的淋巴转移可呈跳跃式转移，因此，除子宫旁淋巴结和闭孔淋巴结外，髂外淋巴结和髂内淋巴结也能直接收纳子宫颈从集合淋巴管来的癌细胞而作为 SLN。

笔者认为，多个部位的淋巴结均可被认为是 SLN，但其需在手术中取出送冷冻活检以确定是否有转移。但冷冻活检病理结果须在手术中等待 30 ～ 40 min，且冷冻活检病理的准确性最高仅为 70%，术者并不能根据冷冻活检的结果决定是否进行盆腔淋巴清扫手术。此外，多个位置的淋巴结均可能是 SLN，若全部切除送冷冻活检，则与系统盆腔淋巴结清扫术几乎相同。因此，宫颈癌前哨淋巴结的应用没有临床价值，不仅操作繁琐、费时、费用较高，且不够准确，建议术前行 PET-CT 检查。

2. 远处淋巴转移 在宫颈癌晚期，可转移至左锁骨上淋巴结。有研究者总结了 116 例宫颈癌，发现锁骨上淋巴结转移率为 6.7%。也有研究对 84 例晚期宫颈癌患者进行锁骨上淋巴结检查发现 13% 发生转移。也有报道该淋巴结转移率高达 26%。有研究发现，腹主动脉淋巴结阳性者，锁骨上淋巴结转移率可高达 50%。

研究报道，正常情况下，子宫颈的淋巴经过盆腔淋巴结、腰淋巴结及胸导管而注入颈静脉角，即途中并不经过锁骨上淋巴结，但宫颈癌晚期时大量癌细胞可使胸导管内的淋巴循环受阻，影响左颈淋巴干的回流，由于淋巴的阻滞，淋巴干扩张，使瓣膜失去作用，从而使胸导管的癌细胞借助胸膜腔内压的改变而逆流入颈淋巴干，并进入 Virchow 淋巴结。宫颈癌的癌细胞可由胸导管逆行进入颈淋巴干，从而累及左锁骨上淋巴结。

三、宫颈癌临床期别与淋巴转移

宫颈癌的淋巴转移率很多单位报道的数字有很大差异，但总的来说，早期浸润癌（ⅠA期）的淋巴转移率极低，例如，有研究显示转移率仅为0.6%。另一项研究统计了118例ⅠA期宫颈癌，提示淋巴转移率为0.8%。

研究显示，6560例宫颈癌中，ⅠB期的淋巴转移率为15.4%，Ⅱ期为28.6%，Ⅲ期为47.0%。1710例宫颈癌ⅠB期淋巴结转移率为19.8%，ⅡA期为26.6%，ⅡB期为36.1%，Ⅲ期为42.7%，Ⅳ期为56.5%。

笔者搜索了2020年3月UpToDate报道，宫颈癌中淋巴结转移率如下：ⅠA1期为0.6%，ⅠA2期为7%，ⅠB期为12%，Ⅱ期为12%～27%，Ⅲ期为25%～39%，Ⅳ期为56%～66%。ⅠB期腹主动脉旁淋巴转移率为8%，ⅡA期为12%，ⅡB期为29%，ⅢA期为17%，ⅢB期为27%，ⅣA期为47%，ⅣB期为56%。上述数据来源于不同医院的综合报道，不同地区、医院差别很大，但可为我们在治疗时提供一些参考。

四、宫颈癌的国际分期

2018 FIGO宫颈癌分期如下：

Ⅰ期   宫颈癌局限在宫颈（肿瘤沿宫颈管内膜向上浸润至

子宫内膜仍为Ⅰ期）。

ⅠA 期 镜下浸润癌，最大浸润深度＜5 mm。

ⅠA1 期 间质浸润深度＜3 mm。

ⅠA2 期 间质浸润深度≥3 mm 且＜5 mm。

ⅠB 期 肿瘤局限于宫颈，最大浸润深度≥5 mm。

ⅠB1 期 浸润深度≥5 mm，肿瘤最大直径＜2 cm。

ⅠB2 期 肿瘤最大直径≥2 cm 且＜4 cm。

ⅠB3 期 肿瘤最大直径≥4 cm。

Ⅱ期 肿瘤超越宫颈但未达阴道下 1/3 或未达盆壁。

ⅡA 侵犯阴道上 2/3，无宫旁浸润。

ⅡA1 病灶最大直径＜4 cm。

ⅡA2 病灶最大直径≥4 cm。

ⅡB 有宫旁浸润，未达盆壁。

Ⅲ期 肿瘤累及阴道下 1/3 和（或）扩展到盆壁和（或）引起肾积水或肾无功能和（或）累及盆腔和（或）腹主动脉旁淋巴结。

ⅢA 肿瘤累及阴道下 1/3，没有扩展到盆壁。

ⅢB 肿瘤扩展到盆壁和（或）引起肾积水或肾无功能。

ⅢC 不论肿瘤大小和扩展程度，累及盆腔淋巴结和（或）腹主动脉旁淋巴结。

ⅢC1 仅累及盆腔淋巴结。

ⅢC2 腹主动脉旁淋巴结转移。

Ⅳ期 肿瘤侵犯膀胱或直肠黏膜（活检证实）和（或）超出真骨盆（泡状水肿不分为Ⅳ期）。

ⅣA　侵犯盆腔邻近器官。

ⅣB　远处转移。

五、影响淋巴转移的因素

1. 原发肿瘤大小　肿瘤体积越大，淋巴转移率越高。研究者报道在 40 例Ⅰ期宫颈癌患者中，肿瘤＜ 1 cm 者，无淋巴结转移；肿瘤为 1.1 ～ 2 cm 者中 14% 存在盆腔淋巴结转移；肿瘤＞ 2 cm 者中 29% 存在盆腔淋巴结转移。在 289 例接受手术治疗的宫颈癌患者中，Ⅰ期肿瘤淋巴结转移率为 26.8%，肿瘤＜ 3 cm 者淋巴结转移率为 21.2%，肿瘤＞ 3 cm 者淋巴结转移率为 35.2%；ⅡA 期肿瘤淋巴结转移率为 33.6%，肿瘤＜ 3 cm 者淋巴结转移率为 21%，而＞ 3 cm 者淋巴结转移率则上升至 42.1%。综上，原发肿瘤越大，即说明患者免疫力越低，不能在淋巴结内杀灭肿瘤细胞，反而使肿瘤细胞在淋巴结内增生使淋巴结的性质和外形发生变化，癌细胞充满淋巴结后会再向上一级淋巴结转移，因此原发肿瘤越大越易发生更多的淋巴结转移，预后也越差。在确定原发病灶大小时，还须注意宫颈癌的生长类型。外生型易查明病灶大小，表明肿瘤周围免疫细胞阻止肿瘤向组织深部生长而使肿瘤细胞向外（阴道空间）生长，因而患者免疫力较内生型好，而内生型不易在早期查清病灶范围，且患者免疫力低下更易发生深部组织浸润形成空洞和淋巴结转移，预后较差，临床须更加注意。

2.子宫颈间质浸润深度　肿瘤细胞侵犯间质越深，侵入微血管和淋巴管的机会越多，更易发生淋巴结转移。

3.脉管间隙受累　脉管间隙受累表明癌细胞已经或即将侵入微血管或淋巴管，此时淋巴结转移率更高。

在宫颈活检中发现微血管、淋巴管中存在癌栓者，其淋巴转移的可能性增加。有研究发现，在报道的100例宫颈癌ⅠB患者中，无血管癌栓者淋巴转移率为6%，有血管癌栓者淋巴结转移率为34%。

4.病理类型和组织分化程度　据文献报道，基底细胞型的淋巴转移率仅为4%，梭形细胞型的淋巴结转移率为58.3%，而腺癌的淋巴结转移率为85.7%。研究表明，腺癌淋巴转移较鳞癌显著增高。有研究分析了381例宫颈癌发现，鳞癌淋巴转移占9.8%，非鳞癌占19.7%。这些提示腺癌多为内生型，易于深入侵犯宫颈间质，侵犯血管淋巴间隙容易发生淋巴转移。

肿瘤组织分化程度越低，其恶性程度越高，浸润能力越强，因此淋巴结转移的可能性越大，预后越差。有研究报道，病理分化Ⅰ、Ⅱ级者淋巴结转移率为6.8%，Ⅲ级者转移率为27.9%。

笔者认为，研究报道的各期淋巴转移率只能作为参考，还需根据患者的全身情况、免疫功能，以及临床分期、宫颈间质浸润深度、脉管间隙受累、病理类型、组织分化程度等因素来判断预后和决定治疗方案。

（六）宫颈癌淋巴转移与 5 年生存率

淋巴转移是影响总生存率的独立预后因素，宫颈癌患者盆腔有无淋巴结转移，对预后影响较大。2006 年 FIGO 报道，在临床早期的宫颈癌患者中，宫颈癌淋巴结转移阳性者（953 例）的 5 年生存率为 64.1%，而淋巴结转移阴性者（3364 例）的 5 年生存率为 92.1%。研究发现，淋巴结转移对宫颈癌患者的治疗效果和预后非常重要，且转移的淋巴结数目越多，部位越广泛，患者的预后越差。Ⅰ、Ⅱ期宫颈癌有盆腔淋巴结转移者，5 年生存率仅为 38%，无淋巴结转移者，5 年生存率可达 85.4%。Ⅰ期宫颈癌有盆腔淋巴结转移者 10 年生存率为 67.6%，无转移者 10 年生存率为 85%。上述淋巴结转移是由于机体免疫力下降，因此淋巴结转移阳性患者的复发率和死亡率均高于免疫功能正常的患者，需要说明的是，有淋巴转移的患者生存率低于无淋巴转移者，这恰恰说明淋巴结清扫术并不能改变患者的生存率，因为所有淋巴转移阳性的结果均来自已被切除的淋巴结，因此，淋巴结（淋巴系统）彻底清扫与不清扫淋巴结或用淋巴化疗的治疗效果及生存率差异还有待于进一步探讨。

盆腔淋巴结转移沿淋巴引流呈向心性发展，如果阳性淋巴结已达高位（如髂总或腹主动脉旁淋巴），说明盆腔淋巴结已不能阻止癌细胞在淋巴结内的增殖而向更高一级的淋巴结扩散转移。因此，高位淋巴结转移是宫颈癌预后不良的高危因素，因为在这两个部位的淋巴结转移更易发生锁骨上淋巴结转移，表明患者的免疫功能已经下降或已达到较低水平（表 2-1）。

表 2-1　淋巴结转移与宫颈癌预后的关系

淋巴结转移部位	5 年生存率
无淋巴结转移	91.5%（85% ～ 95%）
盆腔淋巴结	67.5%（52% ～ 75%）
髂总淋巴结	46.1%
腹主动脉旁淋巴结	27%

　　笔者认为，转移部位越向上后果越严重，而不是局部淋巴结转移的数量，因为这与全身免疫功能有关，如果多个盆腔淋巴结转移但髂总或腹主动脉旁淋巴结未发生转移，说明机体免疫功能尚较好，尚能将癌细胞局限在低层次淋巴结内，限制其扩散。如果盆腔淋巴结转移数量不多，但已发生高位淋巴结转移，这说明患者全身免疫功能明显下降，已不能控制、阻挡癌细胞扩散，预后不良。因此预测患者的预后，关键是淋巴转移的速度和部位，而不是淋巴结被转移的个数。如果转移的速度很慢，即使经过一段时间转移至锁骨上淋巴结，经恰当处理也可能有一段带瘤生存期。

　　若在临床发现以前已经转移至远处淋巴结，则手术或放疗均难以根治，患者生存率下降，复发率及死亡率上升。

七、淋巴结转移数目与 5 年生存率

　　在一项研究中，侵犯 1 组淋巴结者共 105 例，5 年生存率为

46.6%；侵犯 2 组淋巴结者共 70 例，5 年生存率为 27.1%；侵犯 4 组淋巴结以上者共 37 例，5 年生存率为 16.2%，表明侵犯淋巴结越多，预后越差，5 年生存率越低。但有学者认为淋巴结转移数目并不影响生存率。笔者认同该观点，淋巴转移的速度和部位远比淋巴结转移个数的危害更大。

八、淋巴结镜下形态与预后

随着免疫学的发展，我们对淋巴细胞、淋巴器官与机体免疫状态的关系有了进一步的认识。临床上发现部分宫颈癌虽然病理类型、期别、治疗方法相同，但预后却有明显差异。

原山东医学院病理解剖教研室将在宫颈癌根治术、腹膜外淋巴结清扫术所见的淋巴结分为 3 型，即淋巴细胞优势型、生发中心优势型及淋巴细胞削减型，发现淋巴细胞优势型的淋巴结转移率为 10.7%，生发中心优势型的淋巴结转移率为 28.2%，淋巴细胞削减型的淋巴结转移率为 35.9%。淋巴细胞优势型患者的 5 年生存率为 86.4% ～ 93.2%。生发中心优势型患者的 5 年生存率为 75% ～ 82%。淋巴细胞削减型患者的 5 年生存率为 45.4% ～ 56.4%。由此可见，淋巴结内淋巴细胞反应强的患者机体免疫功能也较好，这对于生存率非常重要。

淋巴细胞优势型淋巴结镜下可见皮质淋巴组织中嗜派洛宁细胞增生、活跃，反映了淋巴细胞免疫功能。这些嗜派洛宁细胞经过肿瘤抗原刺激后可成为特异性效应细胞，通过血液循环到达肿瘤周围，释放大量淋巴素，抑制肿瘤细胞的新陈代谢与核分裂，进而将其杀灭。

生发中心优势型淋巴结的特点是淋巴结髓索中有较多浆细胞。目前认为生发中心产生淋巴细胞是后天受肿瘤抗原刺激所产生的反应。这种反应与浆细胞及体液免疫密切相关，代表 B 淋巴细胞的活动反应。

淋巴细胞削减型淋巴结的特点是淋巴细胞减少，纤维组织增多。预示免疫功能的下降和衰竭。

近代学者认为上述现象都是机体对癌肿浸润和扩散的局部防御反应，它通过淋巴单核-吞噬细胞系统调节免疫功能。不应单纯从病理类型、恶性程度、浸润范围、手术彻底性来判断预后，还必须考虑到淋巴结转移、淋巴系统的免疫功能，癌周淋巴细胞的数量才能全面估计其预后。

九、淋巴结转移的鉴别诊断

30 多年来，宫颈癌广泛切除术已普及至我国所有二级以上医院。术中会出现因肿大及坚硬的淋巴结而放弃手术的情况，但病理结果回报为结核、炎症或子宫内膜异位等，说明手术时明确淋巴结病变性质十分必要，笔者的经验是结合淋巴结硬度、颜色、脆性、边界、剥离难易程度来综合分析。一般情况下，转移的淋巴结中等硬度、灰黄色、易碎但边界清楚，有时包膜可呈半透明状，极易破裂。晚期转移淋巴结可融合成团块包绕血管。因此建议术前采用 PET-CT 了解淋巴转移的可能性，以避免上述情况再次发生。

十、宫颈癌淋巴转移的治疗

自 1898 年 Wertheim 在维也纳医学会上演示宫颈癌广泛子宫切除术和盆腔淋巴结清扫术以来，最常用于处理淋巴转移的方法是手术，即对有"可疑转移的淋巴结"患者采用系统盆腹腔淋巴结清扫术，若术后病理回报淋巴结阳性则行补充放疗或对未手术者直接于盆腔和腹主动脉旁区域行同步放化疗。为了提高疗效，现已改进放射源，如选用电子加速器、中子射线或质子等治疗，也可在放射的同时加用高压氧或增敏药物同步放化疗。这对减少并发症和提高疗效有一定作用。

总之，对淋巴结转移的处理原则可归纳为：能手术切除者系统清扫，淋巴结转移阳性者在术后辅以放疗或化疗；不能手术者给予同步放化疗。目前国内外宫颈癌诊治指南均明确规定，宫颈癌ⅠB期以上患者一律行盆腔淋巴结清扫术，笔者认为，以上均不是最理想的淋巴处理方法，因为无论是否有淋巴转移均行淋巴结清扫术的结果是 80% 以上的正常淋巴结会被无辜清扫，使自身免疫力被破坏。而近距离放疗和体外照射治疗的不良反应均较大，对于淋巴无转移者同样会破坏整个淋巴系统。因此，笔者认为应在明确淋巴是否有转移的前提下，行PET-CT 后再决定治疗方案。即使发现个别淋巴结转移，也应尽可能在保护淋巴系统功能的情况下，只对有淋巴结转移者进行有效治疗，即淋巴化疗。如果子宫切除术的范围规范、足够，淋巴结清扫术后病理发现有少数淋巴转移时也不需要再行放射治疗，可以避免淋巴水肿。

　　笔者从 20 世纪 60 年代就开始注意到，部分 I B 期宫颈癌患者系统盆腔淋巴结清扫术后病理结果为髂总淋巴结阴性，但个别髂内、髂外或闭孔淋巴结阳性，由于当年放射条件不足等原因而未行补充放疗，但并没有影响其 5 年生存率。为什么转移的淋巴结已被系统清扫而还要对已清扫的血管、淋巴床部位补充放疗？放疗的目的是什么？笔者带着这一问题曾咨询过多位国内外学者，但均未得到合理的回答。从 2010 年以来笔者对符合这种情况（即髂总淋巴结阴性，个别盆腔淋巴结阳性）的宫颈癌、子宫内膜癌患者（各 20 例）进行了临床观察，经过知情同意选择，部分患者不做补充放疗，结果显示两组 10 年生存率没有差别。因此，笔者认为仅盆腔个别淋巴结阳性可以不再做补充放疗，最大的好处是避免了淋巴水肿的发生。

第六节　子宫内膜癌的淋巴转移

　　子宫内膜癌是 40 岁以上女性第二常见的生殖系统恶性肿瘤，仅次于宫颈癌。需注意的是，子宫内膜癌的发病年龄正在年轻化。

一、子宫的淋巴流向

　　目前公认宫颈及子宫体下部的淋巴管注入髂外淋巴结。子宫体上部的淋巴管注入主动脉旁及腹股沟淋巴结（图 2-7）。

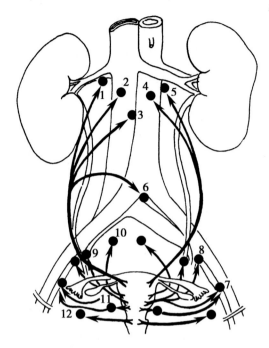

图 2-7　子宫内膜癌的淋巴转移

1～5. 腹主动脉旁淋巴结；6. 骶前淋巴结；7～10. 髂外淋巴结；11. 宫旁淋巴结；12. 腹股沟淋巴结

二、子宫内膜癌的扩散与淋巴转移

　　子宫内膜癌的特点是生长缓慢，发生转移较晚，局限于内膜的时间较长。其扩散方式以直接蔓延为主，其次为淋巴转移，而血行转移、腹腔种植转移少见。

　　子宫内膜癌的淋巴转移见图 2-8。

　　1. 子宫卵巢流路　与输卵管、卵巢淋巴管有许多吻合支，左侧汇合于腹主动脉旁淋巴结，右侧汇入下腔静脉旁淋巴结。此组淋巴结容易发生早期转移。主要是来自宫体上 2/3 和宫底部的癌。

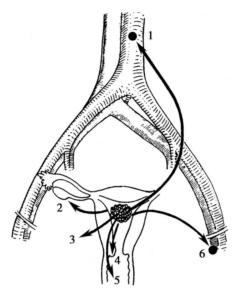

图 2-8　子宫内膜癌的扩散途径

1.侵至腰淋巴结；2.侵至卵巢；3.侵至子宫旁组织；4.侵至宫颈；5.侵至阴道；6.侵至腹股沟淋巴结

　　2.髂部流路　沿子宫动脉汇入髂内与髂外淋巴结，收集子宫体下部的淋巴。

　　3.圆韧带流路　淋巴管较少，从宫底两侧经腹股沟管注入腹股沟深、浅淋巴结，子宫角部癌多经此路转移。

　　4.子宫膀胱韧带流路　子宫体下部前壁少数淋巴管沿膀胱两侧流入髂内、髂外淋巴结或逆行注入阴道前壁，最后入闭孔及髂总淋巴结。

　　子宫内膜癌的转移取决于病变的分期，Ⅰ期（病变局限于子宫体）很少出现淋巴结转移（5%），Ⅱ期（病变侵及肌层或宫颈）则淋巴结转移率增至10%～20%。Ⅲ期盆腔淋巴结及腹主动脉旁淋巴结转移率分别为58.3%和60.4%。

三、组织分化程度及肌层侵犯深度与淋巴结转移

组织分化差、肌层侵犯深者，淋巴结转移率高，预后也差。有学者提出肌层侵犯的深度对淋巴结转移的影响比组织学类型更为重要。当肌层浸润超过 2/3 时，淋巴结转移率可高达 40%。无肌层浸润者中，盆腔淋巴结转移率为 3.6%，腹主动脉旁淋巴结转移率为 1.8%，有肌层浸润者，盆腔淋巴结转移率为43%，腹主动脉旁淋巴结转移率为 21%。因此，病理检查不仅能明确诊断，也可从组织分化程度、肌层受累的深度来预测淋巴结有无转移，作为制订治疗方案和预后的参考。

研究结果显示组织分级、肌层浸润和临床分期之间的直接关系。淋巴结的转移发生率在整个盆腔淋巴结中为 11.4%，腹主动脉旁淋巴结为 7%。组织学分级 Ⅰ 级的患者盆腔淋巴结转移率为 3.1%，腹主动脉旁淋巴结转移率为 1.5%，Ⅲ级盆腔淋巴结转移率为 36%，腹主动脉旁淋巴结转移率为 28%。

四、子宫内膜癌的国际分期

2009 FIGO 子宫内膜癌分期如下：

Ⅰ 期　肿瘤局限于子宫体。

Ⅰ A 期　无肌层浸润或浸润肌层深度 < 1/2。

Ⅰ B 期　肿瘤浸润肌层深度 ≥1/2。

Ⅱ 期　肿瘤侵犯宫颈间质，但未超出子宫。

Ⅲ 期　局部和（或）区域扩散。

Ⅲ A 期　肿瘤侵犯子宫体浆膜层和（或）附件。

ⅢB 期　阴道和（或）宫旁受累。

ⅢC 期　肿瘤转移至盆腔和（或）腹主动脉旁淋巴结。

　ⅢC1 期　肿瘤转移至盆腔淋巴结。

　ⅢC2 期　肿瘤转移至腹主动脉旁淋巴结和（或）盆腔淋巴结转移。

Ⅳ 期　肿瘤侵犯膀胱和（或）直肠黏膜和（或）远处转移。

ⅣA 期　肿瘤侵犯膀胱和（或）直肠黏膜。

ⅣB 期　远处转移包括腹腔内和（或）腹股沟淋巴结转移。

五、子宫内膜癌手术治疗中是否应清扫盆腔淋巴结

由于子宫内膜癌早期很少转移，故一般认为Ⅰ期行全子宫及双侧附件切除即可取得 90%～100% 的 5 年生存率。但对Ⅱ期以上的病例，是否行盆腔淋巴结清扫尚存不同意见。

（一）广泛子宫切除加盆腔淋巴结清扫

据报道，在所有手术病例中 14%～20% 有局部淋巴结转移。病变接近宫颈者术前更难排除转移。研究报道，106 例子宫内膜癌手术病例中盆腔结转移率为 20.75%。另有研究报道子宫内膜癌早期即可转移到盆腔淋巴结，因此手术治疗子宫内膜癌时，如无禁忌，原则上应做盆腔淋巴结清扫术。

（二）子宫加附件全切除

有研究者发现在晚期内膜癌患者中，淋巴结转移率仅有 23%。有研究者发现 20.3% 盆腔淋巴结为阴性的患者中，腹主

动脉旁淋巴结却为阳性。有研究者认为在有盆腔淋巴结转移的患者中，30%早已有远处转移。也有研究提示无论淋巴清扫与否，其疗效相似。有研究者甚至认为有淋巴浸润者行淋巴清扫后，预后反而不好，故认为淋巴清扫意义不大。

（三）子宫内膜癌侵犯到宫颈是否应按宫颈癌根治术加盆腔淋巴结清扫

对于子宫内膜癌侵犯至宫颈，有国内学者认为，其宫颈病变为继发灶，与原发性宫颈癌不同，不能以原发宫颈癌盆腔转移情况来推断子宫内膜癌侵犯宫颈后盆腔转移的情况。他们观察了Ⅱ期经手术治疗的22例内膜癌病例，均行一般子宫附件全切除术，随访5年仅死亡2例，均为术后加盆腔放射治疗者，其中1例死于阴道及盆腔复发，1例死于远处转移，这2例患者即便行淋巴切除其后果也可能很难改善。他们主张Ⅱ期以全子宫附件全切除为宜。因此，侵犯宫颈不是盆腔淋巴清扫的指征。

也有学者建议，Ⅰ期患者行全子宫及双附件切除术，Ⅱ期患者通过诊刮证实累及宫颈时，则行宫颈癌Ⅲ型子宫广泛切除术加盆腔淋巴结清扫术。未累及宫颈者则行Ⅱ型广泛子宫切除术（包括高位结扎切除骨盆漏斗韧带），并在不过多游离输尿管前提下，切除主韧带与子宫骶骨韧带，阴道须切除2 cm以上，不做盆腔淋巴结清扫手术。

笔者认为以上对子宫内膜癌淋巴的处理多数为过度治疗，术前应通过 PET-CT 检查了解淋巴转移情况，阴性者不需手术清扫，盆腔淋巴结阳性患者手术清扫淋巴后不再做放疗，最好施行淋巴化疗。

六、子宫内膜癌的预后

子宫内膜癌由于生长慢、转移晚、症状显著等原因，多数患者能够得到及时的治疗，因此，预后通常较好。Ⅰ期5年生存率为90%，Ⅱ期为80%，Ⅲ期为64%～73%，Ⅳ期为20%～26%。

第七节　输卵管恶性肿瘤的淋巴转移

一、输卵管的淋巴流向

输卵管淋巴管网的结构类似于子宫淋巴管网。输卵管的黏膜层、肌层及浆膜层均有淋巴管，三者相互交通且与子宫体及卵巢的淋巴管密切联系。Polano（1903年）、Kroemer（1904年）、Sampson（1937年）与Ramsey（1948年）先后研究了输卵管黏膜层淋巴管，以及输卵管伞部与壶腹部的淋巴管并证实输卵管伞部黏膜的结构与壶腹部相似，二者的淋巴管无瓣膜，淋巴循环可由各个方向进入附近的淋巴管丛。

关于输卵管与其邻近器官淋巴管的吻合，尤其是输卵管与阑尾之间感染扩散的关系，由于输卵管与阑尾的淋巴管之间并无沟通，因此，除输卵管癌已穿出浆膜层可转移到阑尾，一般可不需切除阑尾。但输卵管淋巴可逆流至肾周围淋巴管网。由输卵管向心性（centripetal）转移至子宫者亦有典型病例报道。

二、输卵管癌的淋巴转移

原发性输卵管癌（输卵管癌）是一种非常罕见的女性生殖系统恶性肿瘤，根据早期研究结果，输卵管癌占妇科恶性肿瘤的 0.24% ～ 0.5%，其发生率位列宫颈癌、子宫内膜癌、卵巢癌、外阴癌和阴道癌之后。有研究者于 1989 年根据美国国立癌瘤所流行病学的调查结果报道 1973—1984 年间 9 个人群的癌瘤登记中输卵管癌的患病率平均每年 0.4/10 万妇女，且年发病率无明显改变，不像子宫内膜癌的发病率明显地比 20 年前升高。有研究总结了上海医科大学妇产医院 25 年原发输卵管癌 91 例，占同期妇科恶性肿瘤的 1.1%，北京协和医院自 1953—2004 年共收治输卵管癌 49 例，占同期 4505 例妇科恶性肿瘤手术病例的 1.0%。由于它在诊断上的困难，并在临床上与卵巢癌易发生混淆而引起了妇科肿瘤医师的注意和重视。此外，国外研究显示，原发性输卵管癌的发病率国外为 0.1% ～ 1.1%，国内报道为 0.4% ～ 2.8%。但此病不易早期诊断，故其预后较差，以致有学者曾悲观地认为输卵管癌转移发生早及缺乏特有的体征与症状，所以确诊时多属晚期，预后不良（图 2-9）。

早期研究报道，从组织学角度来说输卵管癌最常继发于子宫内膜、卵巢、胃肠道或乳腺的癌瘤。大约 84.4% 都是由身体其他部位转移而来。因此，作为转移途径的输卵管的淋巴通

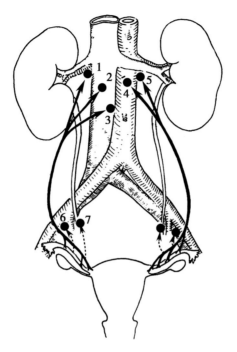

图 2-9　输卵管癌的淋巴处理
1 ～ 5. 腹主动脉旁淋巴结；6 ～ 7. **髂淋巴结**

道，更值得重视。

　　Ⅰ或Ⅱ期局限于输卵管，无浆膜浸润肿瘤（Ⅰ期），预后最佳，其 3 年生存率可达 77.8%，但扩散进入腹腔者，其 3 年生存率仅 14.3%。现在认为多数卵巢浆液性癌来源于输卵管。

　　1. 局部扩散　可通过开放的伞端扩散到盆腔或腹腔。另一种是经过峡部到宫体，以至向下侵犯宫颈和阴道，也可由一侧输卵管直接经过宫腔而扩散到对侧输卵管。

　　2. 淋巴转移　有研究者于 1981 年分析了 15 例原发性输卵管癌的淋巴结转移率为 53%（8/15），特别是腹主动脉淋巴结更为重要，其转移率高达 33%（5/15），这是因为输卵管的淋巴引流大部分可直接引流到腹主动脉淋巴结；并报道了 2 例病变局限于卵巢而腹主动脉淋巴结已有转移。有研究观察了 17 例原发输卵管癌，其淋巴结转移率高达 59%（10/17）。其中临床Ⅰ期的淋巴结转移率也有 33%（2/6）。此外，卵巢和子宫的转移，除局部扩散外部分也可通过淋巴系统播散。部分输卵管淋巴引流可达髂内淋巴结，也可通过圆韧带达腹股区，晚期病例也可有锁骨上淋巴结转移。为了正确地临床分期及制订以后的治疗方案，输卵管癌剖腹探查时应同时行腹膜后淋巴结清扫术。

三、输卵管癌的国际分期

FIGO 于 2012 年制定了卵巢癌、输卵管癌、腹膜癌的手术及病理学分期，这一分期方法在很大程度上与卵巢癌的手术及病理学分期方法相似（见卵巢癌分期）。

四、治疗

临床上将输卵管癌视同卵巢癌，遵循同样的治疗原则。

五、输卵管癌的预后

输卵管癌是一种高度恶性的肿瘤，而且很难早期发现，因此，预后很差。

影响预后的因素：①症状存在时间；②临床分期；③单侧或双侧输卵管受累；④初次手术后残存瘤的量；⑤病理分级。

Ⅰ期输卵管癌的 5 年生存率为 61%，Ⅱ期为 29%，Ⅲ期为 17%，Ⅳ期为 0%。

六、预防

应积极治疗输卵管炎。及时手术探查、切除输卵管积水。在子宫切除需保留卵巢时，仅保留卵巢而切除双侧输卵管或腔镜绝育手术时就切除双侧输卵管即可预防输卵管癌。

第八节　卵巢恶性肿瘤的淋巴转移

卵巢恶性肿瘤是女性常见的三大生殖系统恶性肿瘤之一。卵巢位于盆腔深部，早期病变不易发现，一旦出现症状多属晚期，应高度警惕。卵巢肿瘤在各年龄段均可发病，但肿瘤的组织学类型有所不同。卵巢上皮性肿瘤好发于 50 ～ 60 岁女性，而卵巢生殖细胞肿瘤多见于 30 岁以下的年轻女性。近 20 年来，由于有效化疗的应用，使卵巢恶性生殖细胞肿瘤的治疗效果有了明显的提高，病死率从 90% 降至 10%，但卵巢恶性上皮性肿瘤的治疗效果却一直未能改善。5 年生存率仅为 30% ～ 40%，病死率居妇科恶性肿瘤首位。卵巢恶性上皮性肿瘤已成为严重威胁女性健康的主要肿瘤。

临床所见的卵巢癌患者 70% 已是晚期。因此，卵巢恶性肿瘤的治疗效果最差，在所有妇科肿瘤患者中死亡率最高，而且近 30 年来，进展很慢。如何早期发现、诊断卵巢恶性上皮肿瘤并给予及时、合理的治疗，已成为处理妇科恶性肿瘤中的一个重要课题（图 2-10 至图 2-12）。

一、卵巢的淋巴流向

卵巢髓质中淋巴网结构较为致密，其中的毛细淋巴管网由成长卵泡汇集而来，位于组织间隙中。Zdanov（1960 年）发现这类淋巴管可形成小的腔隙并汇集直接趋向卵巢门。Polano（1903 年）发现当成熟卵泡至排卵时，黄体素细胞中有丰富的淋巴管，因此黄体与早期白体富含淋巴管，当黄体退化时，淋巴管最先消失，其次为静脉，最后为动脉，而遗留瘢痕组织。黄体中的淋巴

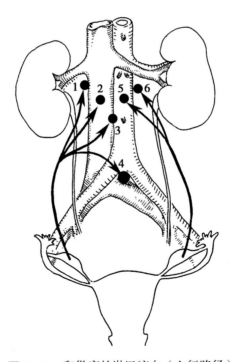

图 2-10　卵巢癌的淋巴流向（上行路径）

1.腔静脉外侧淋巴结；2.腔静脉前淋巴结；3.主动脉腔静脉间淋巴结；4.主动脉下淋巴结；5.主动脉前淋巴结；6.主动脉外侧淋巴结

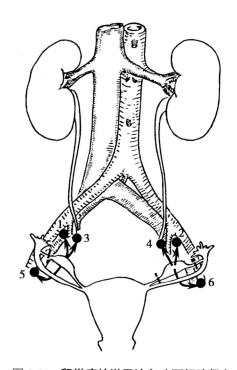

图 2-11 卵巢癌的淋巴流向（下行路径）
1～2.髂间淋巴结；3～4.髂内淋巴结；5～6.髂外淋巴结

网结构虽极丰富，但仅为暂时性，其主要作用是加速卵巢内分泌产物的吸收。

卵巢深层可见淋巴管增粗，形成许多有内皮的裂隙，并在其壁间有稀疏的结缔组织，与周围小静脉相似，但又与血管截然分离。在卵巢门，淋巴管与血管聚集且淋巴管围绕于静脉，形成特有的螺旋样形式。

卵巢具有多且粗大的淋巴输出管，在卵巢系膜内汇集形成"卵巢下丛"。虽然卵巢下丛主要来自卵巢的淋巴管，但来自输卵管及子宫体的淋巴输出管也可汇集于此。卵巢淋巴引流管离

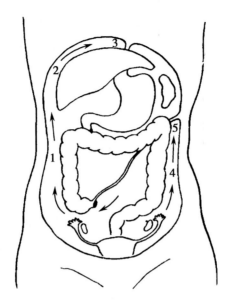

图 2-12　腹腔内液体的流向

1.升结肠外侧沟；2.右膈下间隙；3.肝镰状韧带；4.降结肠外侧沟；5.膈结肠韧带

开卵巢下丛后其数量与体积即变细小，并沿骨盆漏斗韧带上升，在骨盆漏斗韧带中紧密掺入卵巢蔓状静脉丛，终止于腹主动脉淋巴结组。

二、卵巢癌的组织学

卵巢肿瘤的组织来源、组织学变化及其临床表现非常复杂。因此，在讨论卵巢癌的淋巴转移之前，必须对卵巢癌的组织学概念有所了解。

2011 年，周先荣、陈乐真将卵巢肿瘤分为九类：①上皮间质肿瘤；②性索间质肿瘤；③生殖细胞肿瘤；④生殖细胞性索间质肿瘤；⑤卵巢网肿瘤；⑥杂类肿瘤；⑦瘤样病变；⑧淋巴造血肿瘤；⑨继发性肿瘤。

FIGO 将卵巢上皮性肿瘤组织学分为浆液性、黏液性与子宫内膜样。

卵巢癌的组织学分级：

根据 Broders 分级按肿瘤细胞分化程度分为Ⅰ级、Ⅱ级、Ⅲ级、Ⅳ级。未分化细胞占 0～25% 为Ⅰ级，25%～50% 为Ⅱ级，50%～75% 为Ⅲ级，＞75% 为Ⅳ级。分级越高，预后越差。

三、卵巢癌的国际分期

2014 FIGO 卵巢癌、输卵管癌及原发性腹膜癌分期如下：

Ⅰ期　病变局限于卵巢或输卵管。

ⅠA　肿瘤局限于单侧卵巢（包膜完整）或输卵管，卵巢和输卵管表面无肿瘤；腹腔积液或腹腔冲洗液未找到癌细胞。

ⅠB　肿瘤局限于双侧卵巢（包膜完整）或输卵管，卵巢和输卵管表面无肿瘤；腹腔积液或腹腔冲洗液未找到癌细胞。

ⅠC　肿瘤局限于单侧卵巢或双侧卵巢，并伴有如下任何一项：

ⅠC1　手术导致肿瘤破裂。

ⅠC2　手术前包膜已破裂或卵巢、输卵管表面有肿瘤。

ⅠC3　腹腔积液或腹腔冲洗液发现癌细胞。

Ⅱ期　肿瘤累及单侧卵巢或双侧卵巢并有盆腔内扩散（在骨盆入口平面以下）或原发性腹膜癌。

ⅡA　肿瘤蔓延或种植到子宫和（或）输卵管和（或）卵巢。

ⅡB　肿瘤蔓延至其他盆腔内组织。

Ⅲ期　肿瘤累及单侧卵巢或双侧卵巢、输卵管或原发性腹膜癌，伴有细胞学或组织学证实的盆腔外腹膜转移或证实存在腹膜后淋巴结转移。

ⅢA1　仅有腹膜后淋巴结转移（细胞学或组织学证实）。

ⅢA1　（ⅰ）淋巴结转移最大直径≤ 10 mm。

ⅢA1　（ⅱ）淋巴结转移最大直径＞ 10 mm。

ⅢA2　显微镜下盆腔外腹膜受累，伴或不伴腹膜后淋巴结转移。

ⅢB　肉眼盆腔外腹膜转移，病灶最大直径≤ 2 mm，伴或不伴腹膜后淋巴结转移。

ⅢC　肉眼盆腔外腹膜转移，病灶最大直径＞ 2 mm，伴或不伴腹膜后淋巴结转移（包括肿瘤蔓延至肝包膜和脾，但未转移到脏器实质）。

Ⅳ期　超出腹腔外的远处转移。

ⅣA　胸腔积液细胞学阳性。

ⅣB　腹膜外器官实质转移（包括肝实质转移和腹股沟淋巴结和腹腔外淋巴结转移）。

四、卵巢癌的转移

卵巢癌转移的方式有 3 种：直接扩散即表面种植、淋巴转移及血行转移。

（一）表面种植

卵巢癌常广泛累及腹腔脏器（小肠、膀胱、直肠、大网膜）

及腹膜（盆腔、腹腔、膈肌腹膜）。笔者认为这主要是由于卵巢组织结构的特性，其表面无腹膜覆盖，因此恶性肿瘤细胞很容易在肠蠕动中摩擦脱落，经腹腔扩展到各个转移部位，并因重力常沉积于直肠子宫陷凹而形成肿瘤结节，这是盆腔三合诊可发现并诊断卵巢癌的要点。

晚期卵巢癌大网膜转移占 33.2%，常见大网膜形成厚饼状，但肿瘤如何转移到大网膜尚不完全清楚。笔者认为大网膜也是腹腔内重要的免疫器官，在卵巢癌转移的较早期发生大网膜转移并不少见，其发生机制如同淋巴结转移，大网膜主动将腹腔内的癌细胞收集于自身形成厚饼状从而抑制癌细胞扩散，因此，如果大网膜在术中检查或活检时确定无转移，应保留大网膜或局部切除转移部分，切除正常大网膜是有害而无利的。

（二）淋巴转移

卵巢癌的淋巴转移顺序较难判定，主要由于其发展过程隐蔽，患者就诊时多已至晚期。有学者认为以腹腔种植及淋巴转移最为重要，晚期患者常有腹主动脉旁、肾血管周围淋巴结转移。

卵巢癌可由输卵管、卵巢与子宫体及圆韧带逆行沟通的淋巴结转移至腹股沟淋巴结。卵巢癌可转移至胸导管形成癌栓，继而由于胸导管阻塞导致锁骨上淋巴结转移。

五、卵巢癌的治疗

卵巢癌治疗的基本原则为在理想的肿瘤细胞减灭术的基础上

辅助紫杉醇、铂类为主的联合化疗。

（一）手术治疗

卵巢癌初次手术治疗的目的主要有三点：①最终确定卵巢癌的诊断；②准确地判断病变的范围，进行全面的手术病理学分期；③最大限度地切除肿瘤，即施行卵巢癌肿瘤细胞减灭术。

（二）化疗

1.全身化疗　手术后化疗是卵巢癌治疗中重要的辅助治疗手段，卡铂联合紫杉醇方案现在作为卵巢癌第一线化疗方案。

2.腹腔化疗　由于卵巢上皮癌的转移主要以在腹腔内各脏器表面弥漫性种植为主，故腹腔内用药是一种有效治疗途径。

（三）放射治疗

放疗在卵巢癌治疗中的作用十分有限，临床很少使用。

（四）卵巢癌的淋巴处理

卵巢癌的淋巴结总转移率高达 50%～60%，其转移不仅可以通过卵巢动静脉上行至腹主动脉旁淋巴结，而且可以通过输卵管及宫底淋巴管下行至髂淋巴结。两者转移率基本相等。此外，即使是Ⅰ期卵巢癌，也有 11.4%～17% 淋巴结转移。而且，多数研究者报道，常规化疗对淋巴结转移基本没有效果，吴葆桢报道了 15 例腹膜后淋巴结转移的卵巢上皮性癌患者术前接受了化疗，术后病理检查结果，仅在 1 例转移的淋巴结组织中见到细胞变性，其余 14 例对化疗无反应。

因此，由于化疗对淋巴结转移的治疗效果欠佳，为了减小体内肿瘤组织负荷以及明确临床期别，所以常规行淋巴结清扫术。手术方法与宫颈癌根治术一样，但因卵巢癌腹主动脉旁淋巴结转移率很高，我国部分学者的卵巢癌肿瘤细胞减灭术不但包括常规盆腔淋巴清扫手术，还包括腹主动脉旁淋巴结清扫至高达肠系膜上动脉甚至到肾血管周围淋巴组织。

卵巢癌转移到腹主动脉旁淋巴的概率较大，因此也很容易发生锁骨上淋巴转移，多发生在左侧，已是肿瘤的晚期表现，因为此为淋巴系统阻挡癌细胞向全身转移的最后一道关口，极易被突破而进入血行播散，导致肺、脑、肝等重要器官转移，所以一旦出现锁骨上淋巴结转移，多数患者生存期不会超过3个月。

但笔者认为，患者发生锁骨上淋巴结转移后很快死亡与对淋巴结处理不当有关，因为淋巴转移到如此晚期程度，免疫能力已濒临崩溃，笔者多次见到，在手术活检（特别是穿刺诊断）等措施后，再给予化疗都会加速扩散和死亡。因此，笔者认为如果临床检查已明确锁骨上淋巴结转移，则无需进行任何上述有创性检查，避免破坏淋巴结和周围淋巴管的完整性，而给予营养支持、保护、提高免疫功能的措施后，再酌情给予局部放射治疗，至少不会促进或加快死亡，或可带瘤生存较长一段时间，也不会让患者遭受更多痛苦和承受更多经济负担。

笔者曾接诊1例ⅢB期卵巢癌患者（图2-13），2014年治疗后2年发现左侧锁骨上淋巴结多个转移团块，在说明情况和

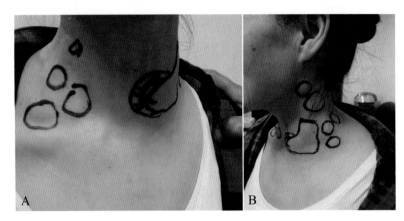

图 2-13　患者右锁骨上淋巴结（**A**）和左锁骨上淋巴结（**B**）转移

知情同意后，未进行任何穿刺、活检等外科处理，仅给予精神鼓励、正常饮食和提高免疫功能的制剂，除颈部淋巴结包块外，生活如常，2 年后出现吞咽困难而行纵隔局部放化疗，锁骨上淋巴结明显缩小，现已定期观察近 5 年，仍可扪及淋巴结固定于颈部范围，且患者生活质量好，生活能够自理如常人。笔者认为，虽然该患者仅为个案，但也提示我们晚期患者不再采取破坏淋巴结的传统诊疗方法可能可以得到更好的效果。

目前多数专家认为，系统的腹膜后淋巴结清扫术只能较准确、客观地反映原发性卵巢癌淋巴结转移的规律，为临床分期提供可靠的依据，但不能提高患者的生存率。有研究者报道在中晚期卵巢癌患者中，清除淋巴的患者生存期明显长于未清除淋巴的患者，但笔者并不认同，因为其没有说明被清除淋巴的病例中发现有转移的淋巴结比例是多少？未清除淋巴的患者原因是什么？未清除的淋巴中有转移的淋巴结有多少？根据笔者的临床经验，手术切除未被转移的正常淋巴结很容易，甚至可以从血管（动、静脉）壁完整地撕剥下来，但已被转移的淋巴结不易被完整切除或容易破损淋巴结，如果被浸润的淋巴结与血管（特别是静脉）"粘连"或成块状或包绕血管，则切除淋巴结更加困难、危险，极易损伤血管而发生严重出血。因此，笔者推测，易被切除的淋巴结多数未被转移，因此预后较好，而未选择手术切除或不能行清扫术的淋巴结多因已经发生转移而放弃手术，因此预后很差，这不能说明卵巢癌患者行淋巴结清扫术的效果更好。

有研究者认为卵巢癌的淋巴结清扫术只对少数早期、细胞减灭术满意的患者有益。多数学者报道淋巴结清扫术并不能使卵巢癌患者获益。笔者不赞同对卵巢癌患者常规行盆腔或腹主动脉旁淋巴结清扫术，而建议术前行 PET-CT 检查，阴性者不做淋巴结清扫术，阳性者预后不良，是否行淋巴结清扫术均不会改变预后，可在细胞减灭术后行淋巴化疗，以尽可能延长生存率。

有研究显示，卵巢癌临床分期与淋巴结转移密切相关，当肿瘤为Ⅱ～Ⅲ期时，淋巴结转移率仅为 14.9%，而Ⅲ～Ⅳ期转移率可达 70%。也有研究报道了 439 例卵巢癌行淋巴结清扫术的资料，发现Ⅰ～Ⅱ期的淋巴结转移率为 16.75%，而Ⅲ～Ⅳ期则为 61.2%，认为在早期患者中选择高危患者开展腹膜后淋巴清扫手术似乎更合理。

多数研究者认为卵巢癌随组织分化不良淋巴结转移率明显增加，有研究分析了 40 例 FIGO Ⅰ期上皮性卵巢癌淋巴清除术的资料，发现 9 例淋巴结转移，其中 8 例为Ⅱ级或Ⅲ级分化的浆液性囊腺癌。另外 82 例上皮性癌中，细胞分化为 I 级的淋巴结转移率仅 8.3%，而 III 级的淋巴结转移率可达 62.5%，不同病理类型也会有不同的淋巴转移；浆液性囊腺癌转移率较高，内膜样腺癌次之，而黏液性腺癌最低。

生殖细胞肿瘤如无性细胞瘤、内胚窦瘤多发生于年轻患者，被认为早期即可发生盆腔及腹主动脉旁淋巴结转移，分别为 26.7%、40%，幸运的是化疗对其非常敏感，化疗效果较好，笔者认为更需要在治疗中保护患者的免疫功能，最好在切除原发侧卵巢后，不要做淋巴清扫手术，而在全身化疗的同时采用腹膜后置管淋巴化疗，可以取得更好效果。

卵巢恶性肿瘤淋巴结转移是宿主与肿瘤细胞之间多步骤相互作用的结果，涉及多种危险因素。首次细胞减灭术后残留灶大小、临床期别与卵巢恶性肿瘤淋巴转移有显著相关性。但在上皮性癌中，分化程度与因手术难度而致使残留灶大小是影响淋巴转移的主要危险因素，比临床期别影响还大，因此，笔者建议，可以根据这些危险因素并结合 PET-CT 在早期病例中选择性地开展淋巴清除术。

淋巴清除术的时机与范围选择，有研究者认为残留灶大小与腹膜后淋巴结转移无关。也有研究者认为手术残留灶大小是腹膜后淋巴结转移的危险因素。笔者认为，这里要明确的是手术残留灶的大小和肿瘤局部的浸润和扩散有关，局部浸润、扩散严重的病例，手术操作肯定困难而导致残留增加，因此，残留灶大小本身就意味着肿瘤的早晚，一般来说早期病灶比较局限，多为表浅种植，易于清除彻底，所以残留灶也就很少；而晚期病例，肿瘤转移灶浸润面广且多深入间质，所以难以清除彻底而常有残留。手术残留灶实际也反映病情的严重性和免疫功能损伤的程度，也反映淋巴结转移发生的概率。卵巢癌Ⅲ期患者首次细胞减灭术后约 2/3 患者有腹腔内残留灶，残留灶≤ 2 cm 和＞ 2 cm 时腹膜后淋巴结转移率高达 53.6% 和 72.7% 就说明这一情况。而现有的化疗途径对腹膜后淋巴结转移灶难以奏效。因此，从减少肿瘤负荷的治疗原则上讲，对晚期卵巢恶性肿瘤病例有必要进行淋巴清除术，但实际上，在首次细胞减灭术中，努力将晚期卵巢恶性肿瘤病例的腹腔内原发灶和转移灶切除到最低程度已属不易，又鉴于患者对手术范围和时间的耐受性以及术者的精力，因而对晚期卵巢恶性肿瘤施行首次细胞减灭术的同时，行腹膜后淋巴清除术实为艰难且效果不好，故多数学者主张，对有残留灶的晚期卵巢癌手术患者，建议在二次探查术或二次细胞减灭术中，再行系统的腹膜后淋巴清除术为佳。笔者认为这样对患者不利，更建议在首次细胞减灭术完成后，安置腹膜后淋巴化疗管，待术后同时进行全身化疗和淋巴化疗，不再考虑二次探查术，更不考虑再次手术行系统的腹膜后淋巴清除术，可能会有更好的结果。

关于在卵巢癌治疗中清扫盆腔和腹主动脉旁淋巴的作用和意义存在很多争议，于丽等报道，术中处理淋巴结的方式有 3 种：①检查各组盆腔及腹主动脉旁淋巴结，对可触及淋巴结行活检术。但如淋巴结转移灶＜ 2 mm，故此种方法极易漏诊；②淋巴结抽样切除，早期患者大多只有 1 ~ 2 组淋巴结被累及，抽样切除也容易漏诊；③直接行盆腔及腹主动脉旁淋巴结清扫术。

对于早期卵巢癌，是否常规行腹膜后淋巴结清除术尚有争议。研究发现，Ⅰ期、Ⅱ期卵巢癌腹膜后淋巴结转移率达10%～30%，而新的手术病理分期方法已明确将腹膜后淋巴结阳性者定为Ⅲc1期。故施行腹膜后淋巴结清除术仅可起到准确分期作用。但另有学者认为，早期卵巢癌区域淋巴结处于激活状态，如切除淋巴结会破坏人体的免疫功能。而卵巢癌的复发多为腹腔内病灶复发，腹膜后淋巴转移灶的复发很少见。所以，是否行腹膜后淋巴结清除术并不能影响患者生存率。有研究对43例Ⅱ期卵巢癌研究证实，未行腹膜后淋巴结清除术者5年生存率与行盆腔及腹主动脉旁淋巴结清除术者相同；笔者认为晚期卵巢癌已有盆腹腔广泛转移者，是否施行腹膜后淋巴结清除术对患者生存率意义不大，特别是部分因淋巴转移手术清除很容易造成出血、损伤和有较多残留的患者，反而导致不良预后。建议在首次细胞减灭术完成后，安置腹膜后淋巴化疗管，待术后同时进行全身化疗和淋巴化疗，不再考虑二次探查术，也不再施行系统淋巴清除术，可能会有更好的结果。

总之，卵巢癌的血行转移较少见，经体腔接触转移最为多见，但淋巴转移并不少见。笔者认为，对卵巢癌患者实施盆腔腹膜后淋巴化疗，对于卵巢恶性肿瘤的治疗以及预后，都将起到重要作用。

（五）卵巢癌的预防和预后

卵巢癌总体来说比其他几种妇科肿瘤预后差，原因就是很难早期发现。其总体5年生存率：Ⅰ期为76%～93%，但临床很少见。Ⅱ期为 60%～74%，Ⅲ期为 23%～41%，Ⅳ期为 11%。卵巢癌的预后与临床分期、组织学类型、分级、患者年龄等有关。恶性程度越低、期别越早、分化程度越高者预后越好；术后残余癌灶＜1 cm 者治疗效果较好；年老者免疫功能低下，其预后比年轻患者差；低度恶性、上皮性交界性肿瘤或对化疗敏感的肿瘤（如生殖细胞瘤、性索间质肿瘤等）的治疗效果比上皮癌好。

目前尚无理想的预防卵巢癌的方法，切实的预防建议是在进行任何盆腹腔手术时均检查双侧输卵管、卵巢，可疑者送活检，保留卵巢时将输卵管切除，年龄超过 50 岁可行卵巢输卵管切除。

卵巢癌患者中 5%～10% 有家族遗传性，尤其是遗传性卵巢癌综合征（hereditary ovarian cancer syndrome，HOCS）与卵巢癌的发病密切相关。家庭成员卵巢癌的发生率可增加至 20%～59%。此外，*BRCA1* 基因与 HOCS 密切相关。其中分别有 84% 和 90% 与 *BRCA1* 和 *BRCA2* 的突变有关，目前，这两种基因检测已用于部分卵巢癌高危人群的筛查。

第九节　妇科恶性肿瘤淋巴转移的早期诊断

妇科恶性肿瘤的预后与盆腔、腹腔淋巴结转移密切相关，研究者们也一直在努力探索盆腔、腹腔淋巴结转移的早期诊断方法。希望能在手术前、放化疗前确诊淋巴是否转移，从而避免对淋巴系统的过度治疗，在后续的治疗中保持正常的淋巴系统。

CT、MRI 等影像检查的应用普及，传统淋巴造影（lymphangiography，LG）的应用越来越少，CT 及 MRI 可用于观察全身各个器官及部位淋巴结大小、形态结构的改变；PET-CT 能提供分期信息和组织功能活性的代谢信息，在揭示肿瘤组织信息方面比 CT、MRI 的敏感性和特异性更高，PET-CT 的双重扫描能提供精确的病态淋巴结定位以及残留肿瘤组织活性的信息。MRI 造影在鉴别淋巴结上和 CT 相当，MRI 淋巴造影可避免由于微肿瘤转移造成的分期不足，以及由于肿瘤周围炎症造成的分期过度。

纵观早期诊断淋巴转移的历史，从 20 世纪 50 年代开始发展至今，在传统淋巴造影的基础上，又出现了核素淋巴造影、B 超、CT、MRI 和磁共振弥散加权成像（magnetic resonance imaging-diffusion weighted imaging，MRI-DWI）、PET 及 PET-CT（PET-MRI）等新技术。现着重介绍几种常用方法的优缺点。

一、淋巴造影（LG）

LG 是唯一能观察淋巴结内部结构的方法，它可以发现未增大淋巴结内的小病灶，可以鉴别良性反应性淋巴结肿大和淋巴结肿瘤（图 2-14）。

（一）临床应用价值

1. 阳性率　发现淋巴结转移的阳性率 I 期为 8.9%、Ⅱ 期为 28.6%、Ⅲ 期及 Ⅳ 期分别为 57.1% 及 66.6%，造影-病理符合率达 86.3%。LG 诊断妇科肿瘤腹膜后淋巴转移的准确性、敏感性、特异性分别为 81.3%、78.9%、84.6%。

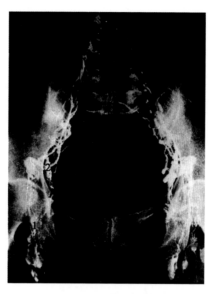

图 2-14 淋巴造影

2.确定肿瘤浸润范围 若能与盆腔动静脉造影配合，则诊断价值更高。根据血管造影显示的血管网可判断肿瘤部位和大小，避免盲目的剖腹探查，也可进一步提示放射野的位置。经淋巴造影证实宫颈癌Ⅰ～Ⅳ期腹主动脉旁淋巴结转移率为5%～50%。若事先诊断腹主动脉旁淋巴结转移，应立即给予相应治疗，将会提高疗效。

3.若在采用淋巴结染色法（即造影剂中加入 0.5% 伊文氏蓝 5 ml 或叶绿素 5 ml）24 h 后手术，可将全部淋巴结染成蓝色或绿色，便于识别隐蔽的淋巴结，有助于彻底清除盆腔淋巴结，并可在清扫中避免过多挤压淋巴结，防止播散。此外，染色后淋巴管道可以清楚辨认，便于结扎和防止发生淋巴囊肿，还能避免误伤血管与神经。

4. 利用造影剂可在淋巴结内存留长达数月这个特点，可以动态观察手术、放疗、化疗中淋巴系统的改变，判断疗效，指导调整放射剂量及合理选择化疗药物。

5. 通过淋巴管直接注射抗癌药物治疗淋巴结转移。有研究用 8 ～ 10 mCi ^{131} 碘淋巴管内注射治疗 20 例妇科肿瘤患者，手术后病理检查发现淋巴结明显萎缩、结构破坏，转移的癌细胞退化甚至消失。认为其优点是淋巴结内放射量均匀、浓度高、持久、不损伤周围正常组织。

（二）存在的问题

虽然 LG 对诊断淋巴转移有相当好的效果，但其操作复杂，一次操作需患者平卧 60 ～ 120 min，且淋巴结显示范围严格受淋巴引流通路限制，高位腹膜后区淋巴结常显影不充分；转移淋巴结内 ≥ 5 mm 的转移灶平片显示困难，完全被肿瘤取代的淋巴结不能显影，故可出现假阴性。此外，任何能使正常淋巴结组织被替代的因素均可造成淋巴结内出现充盈缺损现象，如炎症引起的淋巴结内纤维组织增生、淋巴结内脂肪组织浸润以及造影技术等原因造成的淋巴结内造影剂充盈不全等均可导致假阳性。

二、淋巴显像（Lymphoscintigraphy，LSG）

（一）临床应用价值

相对于传统的 LG，LSG 可以更好地显示淋巴系统的异常，图像质量较高。腹膜后 LSG 与 LG 的符合率为 86%。

（二）存在的问题

LSG 淋巴扫描图像反映的淋巴结图像容易受到干扰，如放疗后的淋巴纤维化或脂肪变、下肢静脉炎引起的水肿，均可造成假阳性。由于足趾皮下淋巴引流途径关系，扫描不显示宫旁、髂内、骶前、闭孔淋巴结。

笔者认为以上两种 LG、LSG 方法尽管有一些优点，但操作复杂、具有放射性污染、有创、费时、患者不适，而且效果受多因素影响结果并不准确，现在已有多种其他无创、安全、更为方便、准确的方法，故不建议应用 LG、LSG 等检查淋巴结转移，临床现已不再应用。

三、B 超

因为简便易行，曾经应用对淋巴转移的检查，但超声对淋巴结转移的阳性率仅有 70%，而且其假阳性率为 32%，假阴性率为 10%，所以，因其准确性太差，笔者不建议用超声作为对淋巴转移的检查。

四、常规 CT 及 CT 淋巴造影

常规 CT 分辨率高，可用于评价淋巴结大小、形状及部位，显示淋巴结在横断面上的最大直径，同时能广泛显示腹膜后、盆腹腔淋巴结和内脏器官，适用于发现不显影的淋巴结块并评价淋巴结外结构受累情况，且 CT 简便易行，使 LG、LSG 的临床应用减少。但 CT 具有以下局限性：①不能显示淋巴结内部

结构，增强扫描也仅能显示结节的均匀强化或环行强化；②对淋巴结轻微增大的早期转移瘤不敏感；③对显示主动脉旁淋巴结病变有较高的漏诊率；④不能区分反应性淋巴结增生或其他原因导致的淋巴结增大。有学者建议将 CT 和 LG 联合应用，取长补短，提高诊断符合率，但在临床应用中很难操作，所以仍单独应用 CT。

目前临床上推广 CT 引导下的细针穿刺，虽具有准确、快速、安全、可重复性的优点，但患者和医师需接受大量的射线照射。此外，由于细针穿刺取材范围小，取得的细胞数量有限，因此准确性较差。

笔者认为，CT 对淋巴结转移虽有较好的显示效果，但不足之处在于对 ≤ 1 cm 的淋巴结转移敏感性低，而临床上更希望观察到小的转移病灶。至于用 CT 引导下的细针穿刺，除了患者需接受大量的射线照射、取得的细胞数量有限、准确性较差等缺点以外，现在有更好的无创诊断方法，笔者不建议对任何可疑淋巴结做穿刺活检，因为穿刺可能使原本完整的淋巴结破溃，造成医源性扩散，使后期的治疗更困难。CT 引导下的细针穿刺不应再作为诊断淋巴结转移的选择。

五、MRI

MRI 的准确率可达 90%。但对于最大直径 < 1.0 mm 或存在微小转移的淋巴结检测不足，其假阴性率可达 10%。

MRI 对子宫旁浸润的敏感性优于 CT，其敏感性为 40% ～ 57%，特异性为 77% ～ 80%，而淋巴结转移的诊断和 CT 相似，小的淋巴结转移同样困难，敏感性为 30% ～ 73%，特异性为 93% ～ 95%。

　　笔者认为，可用 MRI 作为对淋巴结转移诊断的常规检查方法。

六、MRI-DWI

　　MRI-DWI 是利用成像层面内水分子的扩散系数和分布产生对比度而进行的成像。人体不同组织的扩散系数不同，病理情况下扩散系数会发生变化，此为扩散成像的病理生理基础。扩散成像利用扩散系数来产生组织的影像对比度，将扫描后获得的图像进行处理后，能得到一副"类 PET"的图像，研究表明，MRI-DWI 对病灶检出的敏感性和特异性与 PET 相似甚至优于 PET，而它相对于 PET 具有非侵袭性、无放射性而且费用较低的优势，可能有广泛的临床应用前景。有学者对比了宫颈癌与其他盆腔疾病患者宫颈的表观弥散系数（apparent diffusion coeffecient，ADC）值，另外还比较了正常淋巴结、炎性淋巴结与癌性淋巴结的 ADC 值。在 24 例宫颈癌患者中，活检证实 19 例为上皮癌，5 例为腺癌，研究认为测量 ADC 可提高淋巴结转移的检出率，因此腹部及盆腔的 DWI 检查可作为一种不同期患者的病情评价手段。

　　MRI-DWI 在诊断早期转移且较小的淋巴结方面具有一定的优势，恶性肿瘤细胞密度更大而细胞间隙小水分子在恶性肿瘤组织中扩散受限，影像显示为暗色黑点，诊断早期转移具有较小的病变具有优势，如腹膜转移、小淋巴结转移等，但也会因脓肿和一些良性肿瘤，密度高而水扩散受限而出现假阳性。

笔者认为，MRI-DWI 已应用多年，有较好效果，敏感性为 83.3%、特异性为 51.2%、准确性为 57%，比较 PET-CT 的敏感性为 85.7%、特异性为 96.3%、准确性为 86%，PET-CT 仍优于 MRI-DWI，但其价格较 PET-CT 为低，可以考虑选用。

七、PET

PET 及 PET-CT 是将放射性核素与特定分子结合后注入体内，利用放射性成像的一项检查技术。肿瘤显像常用的示踪剂 ^{18}F- 氟代脱氧葡萄糖（^{18}F-fluorodeoxyglucos，^{18}F-FDG）的分子结构与葡萄糖类似，进入体内可被细胞通过葡萄糖转运机制摄取，但不会被进一步代谢，也不能透过细胞膜，而是保留在细胞内。因此，PET 除能显示组织器官的形态外，还能反映组织的糖摄取和利用率，被称为"活体生化显像"。肿瘤组织中细胞增生活跃、细胞膜葡萄糖载体增多和细胞内磷酸化酶活性增加等生物学特征，使得肿瘤细胞内的糖酵解代谢率明显升高。FDG 在细胞内的浓聚程度与细胞内葡萄糖的代谢水平呈正相关，一般来说，肿瘤恶性程度越高，FDG 摄取越明显。利用肿瘤细胞"捕获"FDG 的能力增高的特点，不仅可早期发现和确定恶性肿瘤原发灶的部位、大小、代谢异常程度，还可以准确测定肿瘤的淋巴结及远处转移。

PET 能够提供先进的分期信息及组织活性功能情况，在显示新生物时比 CT 有更好的敏感性和特异性。MRI 诊断依赖淋巴结的大小，PET-CT 诊断依赖病变区域的高代谢摄取，代谢的改变应明显早于病变区域结构和形态的改变。

PET 与 CT 联合使用以测量肿瘤的大小，提供病变淋巴结更精确的定位，并提供独一无二的关于残留肿瘤组织活性的信息。PET 已作为一种鉴别对放化疗无反应肿瘤的方法。PET-CT 几乎是目前最精确的用于探察早期复发的技术。PET-CT 对肿瘤患者术前行转移淋巴结的探测敏感性是中等，但对那些还没有施行或者不能施行淋巴结切除术的患者是很有帮助的。对于进展期的宫颈癌，CT 对其主动脉旁淋巴结转移的敏感性比较低，而 PET-CT 较高。当腹部 CT 发现为阴性时，PET-CT 能精确探测到主动脉旁淋巴结的转移。PET-CT 探测到的转移性淋巴结经病理检查证实最小为 ≤ 5 mm。PET-CT 融合图像为两者优点的完美结合，PET 显示代谢活性，CT 提示解剖信息，因而 PET-CT 对于肿瘤鉴别和定位诊断有更加明显的优势，假阳性率和假阴性率均较低。PET-CT 检查促进了 PET 的发展，弥补了形态学影像技术及单独 PET 的不足，在腹腔、盆腔恶性病变诊断中优越性更为明显。PET-CT 能够提供可靠的解剖图像和代谢信息，因此，PET-CT 是目前诊断淋巴结转移最好的方法。

PET-CT 对淋巴结转移诊断的准确率高达 93%，特别是针对淋巴结的微小转移其敏感性可达 88%，特异性达 91%。对腹主动脉旁淋巴结转移的敏感性为 84%，特异性为 95%，PET-CT 对盆腔淋巴结转移敏感性为 79%，特异性为 99%。对宫颈癌淋巴结转移的敏感性为 83.3%、特异性为 98.2%、准确性为

95.6%，阳性预测值为 90.9%，阴性预测值为 96.5%。

一项纳入 882 名患者的 meta 分析显示，PET-CT 在诊断卵巢癌淋巴结转移方面具有比 CT、MRI 更高的准确性，敏感性为 73.2%，特异性为 96.7%。

相比于现有的几种早期诊断淋巴转移的方法，PET-CT 不仅能发现较小或长大的淋巴结的形态和位置，而且能够判断该淋巴结的 ^{18}F-FDG 摄取水平，根据侵袭性高的肿瘤 ^{18}F-FDG 摄取水平高这一特点，淋巴结（无论大小）对 ^{18}F-FDG 摄取的量可判断其是否转移。此外，还可以在一定程度预测该肿瘤治疗的效果、复发的危险性以及患者生存情况。

笔者了解到，目前还可应用 PET-MRI 作为早期诊断淋巴转移的检查，其效果优于 PET-CT，但操作较为复杂、耗时、费用高于 PET-CT，因此目前应用较少，笔者认为，PET-CT 是目前检查淋巴转移最好的方法。

第十节　淋巴结清扫术的并发症

妇科恶性肿瘤的淋巴结清扫术实际上是完整切除腹主动脉、肾血管、下腔静脉、髂总动脉、髂总静脉和盆腔血管周围的淋巴脂肪垫组织。当患者的解剖组织界限不清、术者对盆腹腔血管解剖不熟悉或手术技术不熟练时，淋巴结清扫术易发生严重出血和损伤。淋巴结清扫术并发症的总发生率为 28%。淋巴结清扫术的常见并发症如下：

一、淋巴囊肿

在行盆腔淋巴结清扫术时，除手术创面的渗出外，大部分渗出来源于被切断而未闭合的淋巴管，由于腹膜后留有无效腔隙，且原有的淋巴循环紊乱，淋巴液回流障碍，从下肢回流的淋巴液由淋巴管切缘流出滞留在盆腹膜后的腔隙中，在盆腔局部积聚形成淋巴囊肿。盆腔淋巴囊肿是盆腔淋巴结切除术后的主要并发症之一，国外文献报道其发生率为 5% ~ 54%。

1. 病因　主要包括淋巴结清扫范围广泛，术后未置引流或引流不畅、淋巴管断端封闭不良、能量器械使用不当、关闭盆腔腹膜。

开腹手术与腔镜手术导致淋巴囊肿的概率无差异。腔镜手术在 CO_2 气腹压力下，术野暴露清晰，尤其淋巴脉管系统较开腹手术显露清楚，更有利于切除范围较广的淋巴结，但淋巴囊肿的发生率也可能随之升高；另一方面，术野清晰有助于术者发现并闭合细小淋巴管，同时腹腔镜手术中多种能量器械如应用恰当，更有助于预防淋巴囊肿的发生。因此，腹腔镜手术既是淋巴囊肿发生的危险因素，也是保护因素，关键在于术者在手术中如何发挥腹腔镜的潜在优势，清晰解剖，并结合能量器械小心仔细地操作。

2. 症状　较大的淋巴囊肿可产生压迫症状而影响患者术后的生活质量，主要为压迫周围血管、神经或输尿管导致下腹坠胀、盆腔疼痛、下肢水肿、肾盂或输尿管积水等，部分患者合并下肢深静脉血栓可伴有下肢疼痛肿胀等症状。淋巴囊肿合并感染可出现败血症、肾积水、血栓等严重并发症进而危及生命，并且延误术后相关辅助治疗，影响预后。症状性淋巴囊肿与无症状性相比具有发现早（平均发现时间为 3.7 个月 *vs.* 5.0 个月）、体积大（平均直径为 67.3 mm *vs.* 40.2 mm）等特点，大部分淋巴囊肿患者无明显症状，主要通过术后随访 B 超、CT 等影像学检查发现，因此影像学检查在淋巴囊肿的诊断中具有重要作用。

3.诊断标准及术后检查　于手术后 4 周、12 周和 24 周对患者进行体格检查和 B 超检查，了解盆腔有无淋巴囊肿形成。B 超探及盆腔或腹股沟区可见无回声或液性暗区，边界清楚，内部光点均匀，形态规则或不规则，部分可有边缘回声增厚。经冠状面和矢状面证实非盆腔内血管，反复 3 次测量囊肿的最大直径，取其平均值。

4.处理　无症状的较小淋巴囊肿（≤ 5 cm）可自行吸收；> 5 cm 的淋巴囊肿可穿刺抽液、注射硬化剂治疗，可服用中药配合灌肠，如合并感染，可行手术切开引流及抗感染治疗。

5.预防　术中结扎断离所有淋巴管或选择适合的能量器械封闭淋巴管，建议不缝合关闭盆腔后腹膜，淋巴结清扫术后应进行盆腔有效引流至无引流液时再取出。

二、淋巴水肿

淋巴水肿为妇科恶性肿瘤术后及放疗后的重要并发症（图 2-15），是主要发生在下肢的一种慢性进行性疾病，好发于宫颈癌、子宫内膜癌、卵巢癌等广泛切除术加盆腔淋巴结清扫术，

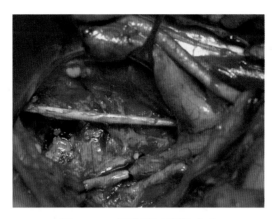

图 2-15　闭孔淋巴清除术后

特别是术后行放疗的患者，其 5 年内中重度淋巴水肿的发生率为 25% ～ 30%。部分患者术后不久可有淋巴侧支循环建立，进而水肿消退，但有 10% ～ 20% 的患者淋巴循环代偿不全使水肿不能自行消退，形成淋巴水肿。

有研究显示，年龄＜ 40 岁的患者术后开放后腹膜者淋巴水肿的患病率为 12.50%，手术关闭后腹膜者淋巴发病率为 58.3%；年龄＞ 40 岁者术后开放后腹膜淋巴水肿的患病率为 23.8%，关闭后腹膜其发病率为 60%。有研究报道肥胖者术后下肢淋巴水肿的发病率更高。

1. 临床表现　以下肢最常见，多出现于大腿，早期表现为凹陷性水肿、肢体肿胀、周径增粗及体积增大，外观上表皮呈现慢性炎症和组织纤维化等一系列的病理改变，后期皮肤增厚、粗糙，如象皮肿，可继发感染，导致复发性淋巴管炎、蜂窝织炎并形成溃疡，进一步发展制约下肢关节，造成关节活动受限，功能丧失，严重影响生活质量，少数可发展为淋巴管肉瘤。

2.诊断　淋巴水肿为皮肤、皮下组织的水肿，通过仔细视诊和触诊可早期诊断。皮肤厚度增加后，很难观察到皮下静脉。用手指捏压皮肤时可触及患肢与健侧肢体厚度的差异。手术前后对下肢周径进行记录也有助于诊断。辅助检查以超声检查最简便。

淋巴水肿分期如下：

Ⅰ期：可逆性、凹陷性水肿，休息后可自行消退。

Ⅱ期：凹陷性水肿明显，休息和抬高患肢水肿不会消退，皮肤改变不明显。

Ⅲ期：水肿明显，质硬，有明显纤维化，皮肤角化。

Ⅳ期：肢体异常增粗，象皮肿形成。

3.治疗

（1）中医治疗：适用于西医诊断为淋巴水肿的住院患者。

1）急性期：湿热毒蕴证。治疗方法为凉血清热，利湿解毒。

2）慢性期：血瘀湿阻证。治疗方法为益气利湿、化瘀通脉。急、慢性期均适用金丹附延颗粒。作用机制为抑制炎症反应，降低血液黏度，改善血液流变学，加速淋巴循环侧支的建立，增强腹膜对淋巴积液和纤维蛋白的吸收能力，促进淋巴液向心回流，从而预防和治疗妇科恶性肿瘤术后淋巴囊肿和淋巴水肿。

金丹附延颗粒能补血、活血，兼能行气止痛，有祛瘀不伤正之作用。全方可清热除湿不留瘀，活血化瘀不伤血，可清热毒，利湿热。祛瘀血，气血通畅，淋巴水肿可愈。经中国中医科学院广安门医院 440 例金丹附延颗粒随机对照Ⅲ期临床试验综合疗效观察，治愈率 56.14%，与对照组有显著差异。

（2）内科治疗：淋巴引流综合消肿治疗（complex decongestive therapy，CDT）为目前国际上应用最广泛的方法：①皮肤养护：患肢易发生感染，应注意皮肤的保护，避免外伤、过劳等，保持患肢皮肤局部清洁，如有炎症及时治疗。②按摩：依据淋巴回流途径，对患肢施加一定压力进行淋巴管按摩，可向心性按摩或离心性按摩，以刺激正常的淋巴管道，促进患肢水肿的消退，并可预防因淋巴水肿所致的淋巴管炎、蜂窝织炎。③压迫法：间断性穿弹力衣袜，由弹力衣袜压迫患肢淋巴水肿控制患肢周径。④压迫运动法：主要依靠运动过程中弹力衣袜所产生的按摩效果进行治疗。CDT 可在专门的淋巴水肿门诊由淋巴水肿理疗师、护士进行，也可在家庭开展（图 2-16）。

有研究显示，对于早发型淋巴水肿，还可用砷化镓（GaAs）和镓铝砷（GaAIAs）二极管低频激光仪治疗，每次 15 min，隔日 1 次，12 次 1 个疗程，间隔 1 个月，连续 2 ～ 3 个疗程。研究证明，该治疗方法对于早期淋巴水肿的治疗效果较好，能够

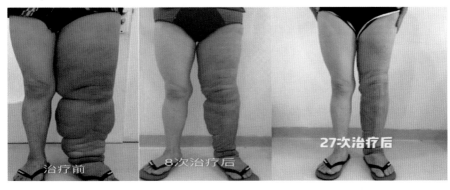

图 2-16 淋巴水肿内科治疗效果

阻止淋巴水肿的发展及缓解患者的症状。

（3）外科治疗：①皮瓣移植、淋巴结移植和淋巴旁路引流。可恢复淋巴引流以减轻淋巴水肿。皮瓣移植是移植带有血管的正常组织至淋巴管阻塞区域，皮瓣成活后其淋巴管与阻塞区两端的淋巴管可自行连通和再生。②皮肤或皮下组织切除和吸脂，可去除造成持续淋巴液淤积的纤维脂肪组织。吸脂法可圆形地抽吸淋巴水肿组织，该方法恢复快，并发症少，安全有效。切除法将大范围切除病变皮肤、皮下组织及深筋膜，之后再创面植皮。研究结果显示，此种手术预后效果均较好，能明显改善患肢功能和形态，并降低继发性蜂窝织炎的发生率。但常因手术创面太大而易于感染，影响愈合，必须慎重选择。③大网膜游离移植。大网膜富含淋巴网，被认为是治疗淋巴水肿的理想材料，Ben Egorovc 应用大网膜游离移植治疗 21 例淋巴水肿患者，除 2 例因移植大网膜坏死失败外，其余 19 例患者的症状均有改善，其中 14 例明显改善。有研究者发现，带蒂大网膜转移至腹股沟区治疗下肢淋巴水肿的疗效与游离移植相当，且手术操作更为简便，易于临床推广。④淋巴旁路引流。是将淋巴管与静脉吻合或自体静脉代替淋巴管移植，此法用于早期淋巴水肿的患者。

这些移植手术难度大，常需借助整形外科的显微技术完成。虽然外科手术治疗淋巴水肿的方法很多，但很难从根本上解决问题，术后患者必须终生着弹性衣裤加压并进行皮肤养护。

对于淋巴水肿的治疗目的主要是恢复肢体的功能，预防淋巴管炎、蜂窝织炎等并发症，并保持美观。

4.淋巴水肿的预防　在妇科恶性肿瘤手术中，应尽可能避免扩大范围的淋巴结清扫术，术中注意结扎、封闭淋巴管断端、不缝合关闭盆腔后腹膜并放置引流管至充分引流后拔出。

笔者特别强调，即使在淋巴结清扫的病理标本中发现淋巴结转移，也不应再行补充放疗，以在不影响患者生存率的同时预防淋巴水肿。

第十一节　对妇科肿瘤淋巴转移及处理的新认识

免疫功能是预防肿瘤和疾病的重要基础。妇科肿瘤的发生发展与机体免疫力下降密切相关。淋巴系统是人体免疫功能的重要组成部分。癌细胞是否发生淋巴转移可在一定程度上反映患者的免疫状态。因此，妇科肿瘤治疗中应对患者的免疫功能和淋巴系统的免疫功能有全面认识，重视保护，一旦淋巴系统这一免疫防线被破坏，即使只有极少量癌细胞，都很容易造成肿瘤的扩散发展。

一、治疗妇科肿瘤淋巴转移的历史和现状

1895 年，Emif Ries 首次提出用手术清除淋巴。1897 年，Wertheim 首次行广泛子宫切除术同时进行选择性盆腔淋巴结切除术治疗宫颈癌。20 世纪 40 年代，对外阴癌引入根治性外阴切除 + 双侧腹股沟淋巴结整块切除 + 盆腔淋巴结清扫术治疗；20 世纪 70 年代，对卵巢癌、子宫内膜癌的手术治疗采用盆腹

腔淋巴结清扫术、腹主动脉旁淋巴结清扫术。目前我国应用腹腔镜进行盆腹腔淋巴结清扫术日益普遍，清扫范围下至盆腔，上至肾血管区，并已开展腹腔镜腹股沟淋巴结清扫术。

二、淋巴转移在妇科肿瘤的诊断、治疗和预后中的重要作用

尽管存在众多分歧，但公认的观点是淋巴是否转移对于妇科肿瘤患者的诊断、预后和处理非常重要。但是，过去很长时间以来，妇科肿瘤的淋巴转移情况并没有列入肿瘤分期，造成同一分期患者的预后有很大不同。因此，在众多学者的强烈建议下，自20世纪80年代，FIGO妇科肿瘤学委员会对妇科肿瘤国际分期逐个进行修改，至今已经将常见的5种妇科肿瘤临床分期（包括手术-病理分期）修改为：凡有淋巴结转移（包括经影像学或病理学诊断）一律列为Ⅲ期，这使部分既往诊断为Ⅰ期的患者变为Ⅲ期。这充分说明淋巴转移对患者的重要性，也能更准确地判断病情和精准治疗，提高治疗效果，改善预后。

淋巴转移是癌症发展过程中的一种现象，妇科肿瘤的癌细胞在原发部位大量增殖后，同时新生成微血管以加强营养支持，促进其向周围组织浸润、破坏、发展，由于一般组织细胞没有能力抵抗肿瘤细胞的浸润，这时伴随微血管和淋巴管的新生，一方面输送大量免疫淋巴细胞对癌细胞进行包围、溶解、杀灭，一方面利用淋巴管的特殊功能，将癌细胞送至临近的淋巴结过滤、消灭或局限在淋巴结内。当淋巴结的免疫细胞

能力不足时，癌细胞继续增殖，通过内部输出管至上一级淋巴结，如果患者免疫力仍然低下，癌细胞会进一步扩散或沿淋巴管向上进入腹主动脉旁淋巴结或更高位置，最后通过锁骨上淋巴结、胸导管进入血管，转移到肺、肝、脑等全身器官，造成死亡。

因此，早期肿瘤患者的局部淋巴结有阻挡和清除癌细胞的作用，是淋巴系统阻止癌细胞扩散或杀灭癌细胞的重要手段。对早期癌症患者施行淋巴结清扫术会破坏阻止肿瘤扩散的屏障，影响免疫系统的完整性，容易引起肿瘤的更快转移，故对于早期妇科肿瘤是否进行腹膜后淋巴结清扫术，笔者认为还需要三思而后行。

应该进一步明确肿瘤治疗中保护机体免疫功能的重要性，即淋巴系统的重要性，多数情况下，盲目扩大清扫盆腔或腹主动脉旁淋巴结清扫术不但无益，反而带来不良后果，这种情况必须改变。

笔者认为，肿瘤早期应保护患者免疫功能，保留完整的淋巴系统。部分淋巴结受累时，可局部处理，同时保护其他未受累的淋巴结。可在治疗前用影像（PET-CT）评价淋巴是否转移，如无明确淋巴转移则不进行淋巴结清扫术，保持淋巴系统的完整性。对于中晚期确诊淋巴转移的患者，可酌情在无损伤情况下仔细清除已被转移的淋巴结，然后做淋巴化疗。

三、常规化疗对淋巴转移的作用

有学者报道，虽然全身化疗或腹腔化疗到达淋巴结的药物剂量很少，但对淋巴结转移癌仍有一定作用。一项纳入 69 例孤立淋巴结复发患者的多中心研究显示，38 例（55%）患者经化疗后达到不同程度的缓解，说明转移性淋巴结对化疗仍具有一定敏感性。但也有研究显示，淋巴结转移的发生率在化疗前后基本相同。另有研究报道腹膜后淋巴结切除术是由于全身化疗对腹膜后淋巴转移基本不起作用。

笔者认为，以上研究结果的差异主要是由于化疗药物能够达到腹膜后淋巴结的剂量太少，即便如此，化疗可对少数化疗敏感的恶性肿瘤淋巴转移（生殖细胞肿瘤等）起到一定作用。这也说明如果能够提高淋巴系统中的药物浓度，化疗可能对转移的淋巴结起到更明显的治疗作用。

四、当前对妇科肿瘤治疗中淋巴处理的意见

近 50 年来，虽然手术、放疗及常规化疗等治疗方案不断改进，但在妇科恶性肿瘤淋巴转移的治疗方面，一直没有明显进展。关于妇科肿瘤的淋巴处理，国内外学者尚未达成一致意见。

根据文献报道及笔者的临床经验，妇科肿瘤患者一旦发生淋巴转移，采用放化疗或手术处理淋巴转移均不能改变患者的生存率。因此，如何看待和治疗妇科恶性肿瘤的淋巴转移，成为国内外妇科肿瘤学界关注的重要问题。

一项纳入 21 919 例患者的 meta 分析显示，淋巴结清扫并不能改善早期卵巢癌患者的总体生存率。另一项研究也显示卵巢癌二次探查手术发现的阳性淋巴结并不影响预后。因此，有学者认为，整体淋巴系统中即使部分淋巴结受累，也可局部处理，

这样可以保护其他未受累的淋巴结。

有研究对 3 项共 1924 例晚期上皮性卵巢癌的前瞻性随机对照研究进行汇总分析，发现淋巴结切除术仅可为接受过满意的肿瘤细胞减灭术患者（临床无残余病灶者）带来一定的生存获益，淋巴结肿大、临床可疑转移的患者并无生存获益，但由于这些研究并未提到满意的肿瘤细胞减灭术中清扫的淋巴结中有转移阳性的比例，如果被清扫的淋巴结多数为阴性，则不能说是清扫淋巴结的效果。

此外，多项研究显示，淋巴结转移的患者比有盆腹腔转移的患者预后更好。仅有淋巴结转移的Ⅲ C 期患者预后优于有腹腔转移的Ⅲ C 期患者。仅有淋巴结转移的Ⅲ C 期卵巢癌患者（无论是否达到满意减灭）的无进展生存期和总生存期显著优于其他Ⅲ C 期患者。国际抗癌联盟（Union for International Cancer Control，UICC）资料显示在 181 例晚期卵巢癌患者中，腹腔转移型 115 例，淋巴结转移型 98 例，其中位随访时间为 68 个月，腹腔转移型和淋巴结转移型患者的 5 年总体生存率分别为 38.2% 和 74.8%（$P=0.001$）。笔者认同该观点，即淋巴转移的结果明显优于盆腔、腹腔转移，甚至可视为有与Ⅰ～Ⅱ期病例相同的预后，其主要原因就是淋巴结将转移的癌细胞局限在淋巴系统，使其发展缓慢甚至停止，给放化疗等其他治疗措施创造条件或让患者带瘤生存较长时间。

关于对腹主动脉旁淋巴结的处理，多数研究报道腹主动脉旁淋巴结切除仅增加诊断的准确性而没有治疗价值，如腹主动脉淋巴结转移阳性，无论高位淋巴结清扫的结果如何，预后均极差。笔者认为，腹主动脉淋巴结阳性说明患者的免疫功能已严重受损，更高位的淋巴也可能受累，这时的淋巴结清扫已经没有意义，不去清扫会减少可能的损伤、出血，预后可能会更好。另外，已有转移的腹主动脉旁淋巴大多累及血管，手术难度大，术后恢复时间较长，延误化疗、放疗时机。有研究认为，腹主动脉旁淋巴结清扫术后患者的生存率与单纯放疗基本一致，预后存在争议。

总之，笔者认为腹主动脉旁淋巴结清扫术对妇科恶性肿瘤患者来说弊大于利，目前已可以用影像技术（PET-CT）确诊是否转移，清扫手术很难避免手术并发症的发生，且会造成医源性扩散，因此不宜再进行腹主动脉旁淋巴结清扫术。

第三章

探索新的淋巴处理方法
——淋巴化疗

第一节　淋巴化疗的提出

　　早在 100 多年前人们就知道淋巴系统是癌症侵犯、转移的好发部位。目前，妇科恶性肿瘤淋巴结转移的常用治疗方法是术中进行系统的淋巴结清除，若术后病理证实有淋巴结转移则补加盆腔和（或）腹主动脉旁外照射，或全身化疗和（或）腹腔化疗。但这些措施是否有效一直存在争议。而有淋巴转移的患者通过以上治疗 5 年生存率未能提高，也支持这种争议。有研究提出，全身化疗后腹膜后淋巴结内转移，除生殖细胞类肿瘤较敏感外，其他绝大部分妇科肿瘤的淋巴转移对全身化疗无反应，这可能与进入淋巴结的药物浓度有关，有研究者认为化疗药物到达淋巴结的浓度很低，停留时间很短，而在淋巴结内的转移癌细胞多数为二倍体和 S 期细胞，对化疗不敏感，当癌细胞进入增殖期（敏感期）前化疗药物已无药效，所以化疗对腹膜后淋巴结转移通常无效。

　　因此，除系统淋巴结清扫术和放疗外，公认化疗对腹膜后淋巴转移无效，近 50 年来，虽然手术、放疗及常规化疗等治疗方案不断改进，但在妇科恶性肿瘤淋巴转移的治疗方面，尚未取得任何进展。

20世纪70年代，很多学者希望能通过向淋巴管内注射化疗药物（即淋巴管注药化疗法）提高淋巴结内的化疗药物浓度。但是在研究这一方法的过程中，包括笔者在内的研究者们发现很难实现穿刺和保留注药管进行化疗。首先，与淋巴造影的做法和要求不同，淋巴化疗需要将200～500 ml的抗癌药液注入淋巴管，而即使是10～20 ml的造影剂也需要1～2 h的缓慢注入，且注药时患者不能有任何移动，非常不便。此外，细小的淋巴管不能承受如此大容量液体的输入而容易破裂、外渗，且化疗一般需要至少3～6个疗程，淋巴管不能持续保留重复应用。

在探索淋巴管化疗的过程中，我们发现过去用于淋巴造影的踝关节处的淋巴管即使穿刺成功，也很难长久固定，化疗药物从踝关节到盆腔需经过小腿至大腿这一段不需要经过的路程，由于淋巴管的特殊组织学结构，化疗药物很容易渗出到不需要化疗的腿部皮下组织。同时，受到化疗药物刺激的淋巴管很容易封闭，从而使化疗不能进行。因此，笔者不断改变穿刺部位，用了近两年的时间，寻找更合适置管、固定的粗大淋巴管，从踝关节到小腿、腘窝以及大腿内侧部位切开分离淋巴管，再到腹股沟区，均未找到理想的能够置管、固定并能重复给药的淋巴管，由于这些部位的淋巴管位置较深，穿刺及固定均很难，失败率很高。

正当笔者要放弃这一想法时，笔者重新复习了关于淋巴系统的解剖、组织生理等基本知识后发现，将淋巴管看作静脉血管来穿刺、固定、注药的思路完全是错误的，因为淋巴管的解剖结构和血管系统完全不同，生理功能也和血管系统不一样，由于淋巴系统的特殊结构和功能，淋巴管的渗透压低于邻近组织间渗透压，所以淋巴管丛能将周围的组织间液体、异物和癌细胞等吸收入淋巴管中，并输入局部淋巴结及更高一级位置的淋巴结内处理。因此，笔者认识到，根本无需把输液管插入淋巴管内，而只需要放置在腹膜后的大血管脂肪垫周围（即丰富的淋巴管丛处），将化疗药物注入腹膜后间隙、髂血管（髂总、髂内外、闭孔）周围的脂肪组织中（淋巴丛），药物即可被丰富的淋巴管自动吸收入淋巴管中并进入淋巴结，达到和插入淋巴管一样的效果，甚至更好，容易操作，也容易固定，可以留置反复多次应用。

第二节 盆腔腹膜后化疗

为验证上述设想，笔者利用动物（家犬）实验进一步发现，盆腔腹膜后置管的造影剂被淋巴吸收的范围和我们的理想淋巴范围完全一致，通过伦理委员会批准后，在临床对妇科肿瘤患者手术前，用硬膜外穿刺针于髂动脉分叉处置管，观察到造影剂同样分布在盆腔侧壁髂总、髂内、外动脉和闭孔区，与我们要求的临床注药范围一致，而且 24 h 后，更看到部分造影剂已自行引流到腹主动脉旁区域，这一结果极大地鼓舞我们继续进行对妇科肿瘤患者的盆腔腹膜外注药的临床实验观察。

鉴于上述实验结果，笔者将患者分为两组，在术前分为单侧注药组 [5-氟尿嘧啶（5-fluorouracil，5-FU）实验组] 和另一侧未注药组（对照组），然后在注药后不同时间进行广泛手术或细胞减灭术，并同时行双侧盆腔及腹主动脉旁淋巴结清扫术，对两侧每一个淋巴结从纵轴分为两部分，一部分送病理检查，另一部分进行 5-FU 定量分析，以探讨此方法的可行性及近期临床效果。

需要说明的是：在当时还没有广泛应用腹腔镜的情况下，笔者团队采用硬膜外穿刺针经腹壁穿刺置管的方法。另外，当时笔者医院药理研究室只能定量检测 5-FU，所以选用了 5-FU 作为药物浓度对比观察。

通过多项临床研究，笔者团队对经盆腔腹膜外间隙置管进行化疗的药物分布范围、淋巴结内化疗药物浓度和肿瘤细胞的病理结果进行了评估。

一、药物分布范围

注药后摄片结果（图 3-1）表明，经盆腔腹膜外置管注入化疗药物的分布范围包括髂外、髂内、闭孔、腹股沟深及髂总淋巴结所在位置，可使这些淋巴组织浸泡于化疗药物之中。虽然腹膜外间隙是可以沟通的潜在间隙，但在一定容量下，药物分布相对稳定。本研究注药容积为 50 ml，药物分布范围较满意。经保留注药导管重复注药时，药物分布范围不变，为化疗重复给药提供了条件。

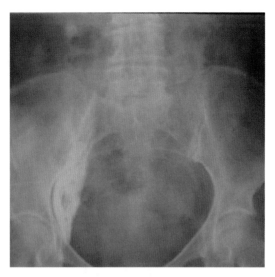

图 3-1　盆腔腹膜外置管化疗的药物分布范围（右侧）

二、淋巴结内化疗药物浓度

1. 单次给药　经腹膜后置管单次给药后注药侧淋巴结内药物浓度明显高于未注药侧。单次注药侧淋巴结内（髂总、髂内、髂外，闭孔、腹股深淋巴结）5-FU 平均浓度是对照组的 2 ～ 10 倍，且淋巴结内药物浓度半衰期较长（21.5 h），有利于杀灭淋巴结中转移的癌细胞。对照侧淋巴结内也有一定浓度的 5-FU，其主要来源为给药侧淋巴系统引流及经骶前交通支进入对照侧淋巴结。腹主动脉旁淋巴结内 5-FU 浓度高于对照侧，但低于注药侧淋巴结，可能为注药侧淋巴管引流、吸收所致。若双侧持续给药，腹主动脉旁淋巴结内药物浓度可能会进一步升高。此外，经盆腔腹膜外间隙注入 5-FU，其血药浓度很低，符合化疗的期望效果——高效低毒。

2.多次给药　虽然单次给药已显示出很好的效果，但化疗通常需要多个疗程才能达到最佳效果，因此，需要观察重复给药与单次给药淋巴结内的药物浓度，并结合淋巴结的病理变化来评定化疗效果。

盆腔腹膜外重复给药除要保证重复注药时范围保持不变外，还须考虑盆腔腹膜外的重要器官长时间浸泡于化疗药物中是否会发生变性、坏死等，这是决定能否在盆腔腹膜外重复给药的关键。因此，通过动物（家犬）实验进一步用3种化疗药物（5-FU、顺铂、塞替派）观察给药后 24 h 至 24 d 药物分布范围内的各种组织器官，包括输尿管、髂血管（动、静脉）、神经、肌肉组织及脂肪结缔组织等，观察其组织结构和形态有无明显炎症、变性及坏死并进行病理切片检查，研究显示，以上组织器官均未发现异常，仅发现淋巴结呈不同程度的反应性增生。因家犬对药物的反应与人类较相似，提示腹膜后置管重复化疗对人体是安全的，重复给药也无明显全身毒副作用，因此，腹膜后置管重复化疗给药是一种安全、有效可行的方法。

3.重复给药　盆腔淋巴结和腹主动脉旁淋巴结内的 5-FU 浓度分别是单次给药组的 20 ～ 73 倍和 27 ～ 110 倍。单光子发射计算机断层成像（single photon emission computed tomography，SPECT）和 X 线检查证实药物经腹膜后间隙至腹主动脉旁淋巴结及其周围，且腹主动脉旁淋巴结内药物达到高浓度，并维持较长时间（图 3-2）。重复给药组的淋巴结内 5-FU 浓度是其周围结缔组织内 5-FU 浓度的 11 ～ 20 倍，血浆 5-FU 浓度较低，

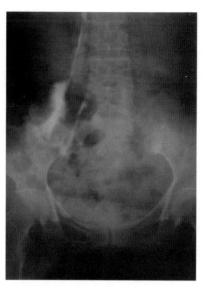

图 3-2　24 h 后可见药物自行向上引流至腹主动脉旁位置

给药后 6 h 不能检测出药物峰值。

三、给药后淋巴结内转移癌细胞的病理变化

1. 单次给药　3 例对照侧（未给药）淋巴结内转移癌细胞均无变性、坏死。另 3 例给药侧淋巴结内癌细胞大多数有明显的癌细胞出现空泡变性、坏死。说明经盆腔腹膜外注药，可使淋巴结内药物浓度提高，化疗药物直接作用于局部淋巴结内转移癌细胞，起到治疗效果。在无癌细胞转移的淋巴结及有转移的淋巴结癌灶周围的正常组织，给药后未见变性或坏死，提示正常组织细胞能耐受本研究所给予的药物剂量（图 3-3 和 3-4）。

2. 重复给药　淋巴结转移的癌细胞进一步出现核碎裂、核

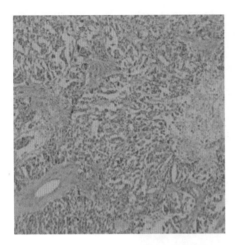

图 3-3　对照侧淋巴结的病理变化不明显

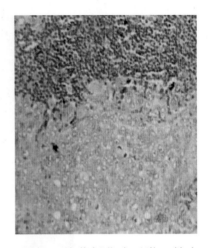

图 3-4　给药侧化疗后淋巴结内肿瘤细胞部分凝固性坏死

溶解、细胞溶解等明显的坏死征象。无癌细胞转移的淋巴结显示反应性增生明显，而周围组织结构及细胞无坏死变性，对照侧淋巴结内的癌细胞未见明显的变性、坏死（图 3-5 和 3-6）。

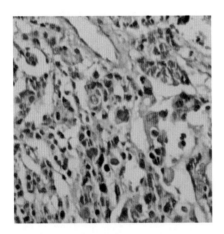

图 3-5　对照例未给药组癌细胞无明显变化

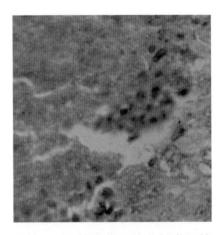

图 3-6　重复给药组给药侧淋巴结内肿瘤细胞明显坏死、溶解

四、并发症及全身不良反应

所有患者均未发生注药部位的出血、感染及炎性粘连。经盆腔腹膜外注药，5-FU进入血液的速度慢，量少，且消除快，故全身不良反应小。

初步看来，经盆腔腹膜外置管重复化疗是一种安全、简便、效果可靠、不良反应较小的方法。可在手术结束、关腹前置管并保留，以进行术后化疗，而不进行淋巴结清扫术或术后放疗，以提高已有淋巴转移的妇科恶性肿瘤患者的生存率。

五、经腹膜后置管给药的重要意义

1. 如果腹主动脉旁淋巴结已有转移，可能更高部位的淋巴结也为阳性，这时手术多数已属不可能或失去手术意义，但仍可进行腹膜外化疗。

2. 某些患者的盆腔淋巴结，尤其是腹主动脉旁淋巴结术前未能确定转移，致使在手术中的淋巴结清扫手术十分困难，而且具有相当大的出血、损伤危险，如能采用腹膜后化疗代替淋巴结清扫手术，将避免危险发生，有极大的优势。

3. 病理检查证实，重复给药淋巴结内转移的癌细胞出现更明显的坏死征象，可达到治疗目的。

因此，如果术中检查发现腹主动脉旁淋巴结已经转移而且不能手术，可行置管于术后淋巴化疗，可使腹主动脉旁淋巴结内药物达到高浓度以杀灭淋巴结内转移的癌细胞，而不需要冒险做高位淋巴结清扫术而取得同样或更好的结果。

第三节　妇科恶性肿瘤淋巴转移腹膜后化疗与腹腔化疗的比较

　　由于在治疗妇科恶性肿瘤（特别是腹腔种植、转移较多）时，腹腔化疗有一定效果。但临床观察腹腔化疗对腹膜后淋巴结转移的治疗效果不佳，因此，我们进一步比较了腹膜后置管淋巴化疗与腹腔化疗时腹膜后淋巴结内的药物浓度，并探索腹腔内化疗效果不佳的原因。

　　结果显示，单纯腹腔化疗组重复给药（5-FU 1000 mg 和 5% 葡萄糖溶液 1000 ml，隔日 1 次，共 3 次）后，左、右侧盆腔淋巴结内 5-FU 浓度均很低，两侧无差异（$P > 0.05$）。腹腔化疗单次给药＋腹膜后置管重复给药后，注药侧盆腔淋巴结和腹主动脉旁淋巴结内 5-FU 的浓度分别是腹腔单次给药的 20 ～ 73 倍和 27 ～ 110 倍（$P < 0.01$），腹腔化疗＋腹膜后淋巴化疗的结果与单纯淋巴化疗相当，说明腹腔化疗的化疗药物很少进入腹膜后淋巴结，基本不影响腹膜后置管淋巴化疗的结果。腹腔化疗组重复给药＋腹膜后置管重复给药后，注药侧盆腔淋巴结和腹主动脉旁淋巴结内 5-FU 的浓度分别是腹腔重复给药的 66 ～ 106 倍和 76 ～ 119 倍（$P < 0.01$）。此外，所有病例均未见局部并发症及明显的全身不良反应。

　　笔者建议，腹腔化疗只适用于腹腔内较小的残存肿瘤灶或卵巢肿瘤的先驱化疗，而不能用于腹膜后淋巴结转移的治疗。腹膜外置管淋巴化疗可同常规化疗或腹腔化疗同时应用，对保护淋巴系统的免疫功能和淋巴转移有较好的治疗效果，且不会增加化疗的不良反应。

第四节　淋巴化疗的临床应用

淋巴化疗的操作方法简单易行，可以在手术前经腹腔镜置管，或在术中关腹前置管，注药导管可保留数月以重复使用，不昂贵，笔者曾设计一管分叉两管的样式（一根导管穿出腹膜后至皮下或穿出皮肤，但在腹膜后的一段分为左右两管，分别置于两侧髂血管分叉处，这样可以省去一根导管），建议放置皮下注射泵以避免注药管脱落。

根据笔者的研究和临床经验，目前淋巴化疗首选铂剂，每次剂量 30 mg，以生理盐水或 5% 葡萄糖液配置，总容量不超过 50 ml，缓慢注入，隔日 1 次，3 次为一疗程。配合全身化疗使用，可使用 6 个疗程。

由于观察时间较短、临床病例不多等原因，淋巴化疗的效果尚未得出确切的结论，但已经能够看出淋巴化疗具有广阔的应用前景，在笔者的临床研究中 111 例妇科肿瘤患者（卵巢癌 56 例、宫颈癌 32 例、子宫内膜癌 23 例）随访 3 年的结果显示，淋巴化疗组患者的 5 年生存率为 53%，而对照组患者为 32%（与常规治疗结果相似），初步说明淋巴化疗是有效的。笔者相信，在今后如果有更好的淋巴早期诊断影像技术，腹膜后置管淋巴化疗定能显示更大的优势，发挥更好的治疗作用。

【附】典型病例

1998 年 5 月，一例 55 岁的ⅢC 期子宫内膜癌患者，术前未能诊断腹主动脉旁淋巴转移，在开腹手术子宫广泛切除术时，探查到腹主动脉淋巴结转移呈团块状包绕腹主动脉和下腔静脉，约 10 cm×13 cm×8 cm，与血管广泛粘连固定（图 3-7），手术中试图剥离转移淋巴团块，发现转移的淋巴结与大血管之间无疏松间隙，显示血管壁可能已有肿瘤浸润，不能做锐性分离或钝性推离，任何分离措施都可能造成血管特别是下腔静脉的破裂而发生难以控制的大出血，因此，在仔细分离腹膜后，安置注药导管于血管、转移包块两侧后关闭腹膜，术后 10 d 切口愈合后开始全身化疗，同时开始经导管淋巴化疗，用普通注药胶管给予顺铂 30 mg＋生理盐水 50 ml，隔日 1 次，3 次为 1 个疗程，随全身化疗 3 个疗程后，淋巴化疗因注药导管脱落仅保存 3 个月而停止淋巴化疗，治疗后患者一般情况较好，与其他全身化疗反应相似，当时 PET-CT 和 MRI 还没有在临床广泛应用，该患者化疗后每月 CT 复查，腹主动脉旁淋巴转移团块逐渐缩小，3 个月后明显缩小（图 3-8），未行后续治疗，患者不愿再次手术置管化疗，也不同意二次探查手术。随访生存 3 年 8 个月，最后死于肺转移。笔者认为，该病例虽为

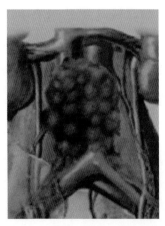

图 3-7　腹膜后腹主动脉旁淋巴结团块转移

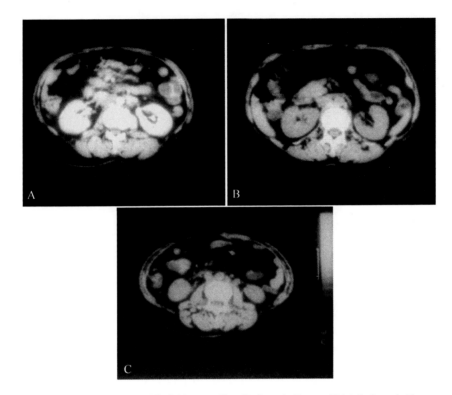

图 3-8　**A.**术后 1 周化疗前；**B.**淋巴化疗 1 个月；**C.**淋巴化疗 3 个月

淋巴化疗初期个案，但对淋巴化疗的反应、效果值得参考。

一、对妇科肿瘤淋巴处理的建议

1.探查淋巴结　动作应轻柔，不可反复揉搓，压迫淋巴结，而促进术中转移。对于个别增大但尚可活动，疑有转移的淋巴结，切除时应保持包膜完整并送活检，务必避免转移的淋巴结破碎，淋巴结周围切断的淋巴管最好一并切除或结扎封闭。

2.妇科恶性肿瘤的处理　术前行 PET-CT，阴性不做淋巴结清扫术，如术前未行 PET-CT，术中无明显淋巴转移征象也可保持淋巴系统的完整而不做淋巴结清扫术，建议于关腹前放置盆腹膜后导管，若术后经 MRI 或 PET-CT 检查疑有淋巴转移，可手术后实施淋巴化疗。

已有淋巴转移者，清除临床明确转移的淋巴结后，在关腹前放置盆腹膜后导管，以准备术后实施淋巴化疗。

卵巢癌Ⅲ期患者在肿瘤细胞减灭术后残留灶直径＞1 cm 者，均不做淋巴清扫术，建议腹膜后置管术后行腹膜后淋巴化疗。

成团块、固定在血管（特别是静脉周围）的淋巴结不能手术，关腹前放置盆腹膜后导管以准备术后实施淋巴化疗。

二、淋巴化疗应用中的困难和前景

虽然腹膜后置管淋巴化疗确实大大地提高了注药后淋巴结内的药物浓度，也被证实可以杀灭淋巴结内转移的癌细胞。但是，如何在治疗前早期诊断淋巴结是否已被癌细胞侵犯是当前最重要的问题。笔者认为，这一问题将在今后医学科技的发展中得到解决，而目前相对较好的早期诊断方法是 PET-CT，其特异性和准确性均高于其他方法，在出现更好的诊断方法之前，PET-CT 是首选的淋巴转移早期诊断方法。

笔者期待开发出更加方便、简单、精确、经济的早期淋巴转移检查方法，如更精准的三维 B 超、影像技术、红外线等技术，已有研究者成功发明纳米诊断机器人，使淋巴转移的早期诊断、检测就像目前的常规检测一样方便和准确，笔者相信这将大大提高妇科肿瘤患者的生存率和生活质量，造福于广大患者！

参考文献

［1］安云婷，李汉萍．宫颈癌盆腔淋巴结转移相关因素分析．肿瘤防治杂志，2004，11（2）：171.

［2］曹泽毅．妇科恶性肿瘤治疗中对淋巴处理的商榷．中华妇产科杂志，2004，39（2）：135-137.

［3］曹泽毅，尤宗兵．盆腔腹膜外化疗法用于妇科恶性肿瘤淋巴系转移的初步研究．中华妇产科杂志，1995，3（30）：148-153.

［4］曹泽毅，张丹．盆腔腹膜外化疗法重复给药的临床研究．中华妇产科杂志，1997，8（32）：471-475.

［5］曹泽毅，张丹．妇科恶性肿瘤淋巴结转移的腹膜后与腹腔化学治疗的比较．中华妇产科杂志，1999，9（34）：540-543.

［6］陈杰，曹泽毅，张平，等．IL-2 淋巴间隙给药对宫颈癌荷瘤机体特异性T 细胞免疫功能的影响．华西医学，2004，19（2）：216-218.

［7］陈杰，曹泽毅，张平，等．经腹膜外盆腔淋巴间隙给予 IL-2 对妇科肿瘤患者 TIL 亚群及 NK 细胞的影响．四川大学学报（医学版）2004；3（3）：406-408.

［8］陈杰，曹泽毅，张平，等．经腹膜外盆腔淋巴间隙给药对妇科肿瘤患者外周血 T 细胞亚群及 NK 细胞的影响．实用妇产科杂志，2005，21（6）：358-360.

［9］戴景蕊，张淘，蒋玲霞，等．CT 扫描对早期宫颈癌的诊断价值．中华肿瘤杂志，2006，28：151.

［10］付玉兰，赵西侠，等．宫颈癌盆腔淋巴结转移情况分析．现代肿瘤医学，2005，13（2）：232.

［11］高克非，刘富元，冯艳玲，等．子宫颈癌盆腔淋巴结转移的术前 CT 评价．临床肿瘤学杂志，2004，9，578.

［12］胡元晶，薛凤霞．腹膜后淋巴清除术对原发性输卵管癌生存预后的影响．中国实用妇科与产科杂志，2010，26（6）：443.

［13］江涛，李隆玉，潘玫，等．宫颈癌381 例淋巴转移情况分析．现代肿瘤

医学，2006，14（7）：873-874.

[14] 孔为民，孙建衡．高剂量率近距离放射治疗原发性阴道癌51例效果观察．中华妇产科杂志，2002，37（2）：94-96.

[15] 李斌，吴令英，李晓光，等．前哨淋巴结识别技术在子宫内膜癌的研究．中国肿瘤临床，2008，35（11）：640.

[16] 李斌，吴令英，李晓光，等．早期子宫颈癌宫旁淋巴结的识别及其临床意义．中华妇产科杂志，2006，41（9）：608-611.

[17] 李斌，章文华，刘琳，等．前哨淋巴结检测对预测早期子宫颈癌淋巴转移的价值．中华妇产科杂志，2004，39（1）：426.

[18] 楼寒梅，楼洪坤．原发性阴道癌治疗及预后因素的探讨．肿瘤研究与临床，2003，15（4）：248-250.

[19] 吕玉峰，王云祥．女性生殖器淋巴系与妇科癌．北京：人民卫生出版社，1989.

[20] 马莹，白萍，戴景蕊，等．子宫颈癌盆腔淋巴结转移的CT评价．中华妇产科杂志，2009，44：422.

[21] 单波儿，孙织，王华英，等．系统的淋巴结清除术在子宫内膜癌治疗决策中的价值及可行性分析．中国癌症杂志，2009，19（12）：915-919.

[22] 盛修贵，李大鹏，刘乃富，等．早期子宫颈癌前哨淋巴结检测的临床意义．中华妇产科杂志，2004，39（1）：10.

[23] 王华英，孙建民，汤洁．子宫颈癌根治术中的淋巴显影和前哨淋巴结识别．中华妇产科杂志，2004，39（9）：7.

[24] 王云祥，吕玉峰．妇科肿瘤淋巴系统解剖与临床．2版．北京：人民卫生出版社，2014.

[25] 王云祥，吕玉峰．卵巢的淋巴流向．解剖学报，1986，16（3）：239.

[26] 王云祥，张雅芳，淋巴管结构与癌转移，北京：人民卫生出版社，2011.

[27] 吴葆祯．卵巢恶性肿瘤的淋巴转移．中华妇产科杂志，1984，10：76.

[28] 于爱军，原发性输卵管癌手术治疗64例分析．中国肿瘤，2007，16（6）：483.

[29] 袁颂华，梁立治，刘继红，等．宫颈癌前哨淋巴结检测的初步探讨．癌症，2004，23（9）：1089.

[30] 张海燕，盛修贵，魏萍，等．人子宫颈癌盆腔淋巴结转移规律．肿瘤，

2008，28（11）：990-993.

［31］张雯杰，郑容，吴令英，等．前哨淋巴结检测在早期宫颈癌中的临床应用．癌症，2006，25（2）：224.

［32］张秀珍，付玉兰，赵西侠，等．宫颈癌盆腔淋巴结转移情况分析．现代肿瘤医学，2005，13（2）：232.

［33］张志毅，章文华．现代妇科肿瘤外科学．北京：科学出版社，2003.

［34］Ayhan A，Gultekin M，Dursun P，et al. Metastatic lymph node number in epithelial ovarian carcinoma：does it have any clinical significance？Gynecol Oncol，2008，108（2）：428-432.

［35］Ayhan A，Taskiran C，CelikC，et al. Surgical stage Ⅲ endometrial cancer：analysis of treatment outcomes，prognostic factors and failure pattens. Eur J Gynecol Oncol，2002，23（6）：553-556.

［36］Benedetti-Panici P，Maneschi F，D'Andrea G，et al. Early cervical carcinoma：the natural history of lymph node involvement redefined on the basis of thorough parametrectomy and giant section study. Cancer，2000，88（15）：2267-2274.

［37］Blanchard P，Plantade A，Pagès C，et al. Isolated lymph node relapse of epithelial ovarian carcinoma：outcomes and prognostic factors. Gynecol Oncol，2007，104（1）：41-45.

［38］Burghardt E，Pickel H，Lahousen M. Pelvic lymphadenectomy in operative treatment of ovarian cancer. Am J Obstet Gynecol，1986，155（2）：315-319.

［39］Cao ZY，You ZB，Zhang SY，et al. Chemotherapy for lymphatic metastatic gynecologic cancer via pelvic retroperitoneal cannulation：a preliminary report. Gynecol Oncol，63（3）：358-363.

［40］Carr I，Carr J，Dreher B. Lymphatic metastasis of mammary adenocarcinoma. an experimental study in the rat with a brief review of the literature. Invasion Metastasis，1981，1（1）：34-53.

［41］Creasman WT，Phillips JL，Menck HR. The national cancer data base report on cancer of the vagina. Cancer，1998，83（5）：1033-1040.

［42］Da MX，Wu Z，Tian HW. Tumor lymphangiogenesis and lymphangiogenic growth factors. Arch Med Res，2008，39（4）：365-372.

［43］de Hullu JA，Hollema H，Hoekstra HJ，et al. Vulvar melanoma：is there a role for sentinel lymph node biopsy? Cancer，2002，94（2）：486-491.

［44］de Poncheville L，Perrotin F，Iefrancq T，et al. Does para-aortic lymphadenectomy have a benefit in the treatment of ovarian cancer that is apparently confined to the ovaries? Eur J Cancer，2001，37（2）：210-215.

［45］Di Stefano AB，Acquaviva G，Garozzo G，et al. Lymph node mapping and sentinel node detection in patients with cervical carcinoma：a 2-year experience. Gynecol Oncol，2005，99（3）：671-679.

［46］Eichner E，Bove ER. In vivo studies of the lymphatic drainage of the human ovary. Obstet Gynecol，1954，3（3）：287-297.

［47］Fanti S，Nanni C，Castellucei P，et al. Supra-clavicular lymph node metastatic spread in patients with ovarian cancer disclosed at ^{18}F-FDG-PET/CT：an unusual finding. Cancer Imaging，2006，6（1）：20-23.

［48］Feng Y，Wang W，Hu J，et al. Expression of VEGF-C and VEGF-D as significant markers for assessment of lyrnphangiogenesis and lymph node metastasis in non-small cell lung cancer. Anat Rec（Hoboken），2010，293（5）：802-812.

［49］Gadducci A，Landoni F，Sartori E，et al. Analysis of treatment failures and survival of patients with fallopiantube carcinoma：a cooperation task force（CTF）study. Gynecol Oncol，2001，81（2）：150-159.

［50］Gershenson DM. Management of ovarian germ cell tumor. J Clin Oncol，2007，25（20）：2938-2943.

［51］Havrilesky LJ，Kulasingam SL，Matchar DB，et al. PDG-PET for management of cervical and ovarian cancer. Gynecol Oncol，2005，97（1）：183-191.

［52］Homesley HD，Bundy BN，Sedlis A，et al. Radiation therapy versus pelvic node resection for carcinoma of the vulva with positive groin nodes. Obstet Gynecol，1986，68（6）：733-740.

［53］Juttner S，Wissmann C，Jons T，et al. Vascular endothelial growth factor-D and its receptor VEGFR-3：two novel independent prognostic markers in gastric adenocarcinoma. J Clin Oncol, 2006, 24（2）: 228-240.

[54] Kim HS, Ju W, Jee BC, et al. Systematic lymphadenectomy for survival in epithelial ovarian cancer: a meta-analysis. Int J Gynecol Cancer, 2010, 20（4）: 520-528.

[55] Kupets R, Thomas GM, Covens A. Is there a role for pelvic lymph node debulking in advanced cervical cancer? Gynecol Oncol, 2002, 87（2）: 163-170.

[56] Lee KB, Lee JM, Park CY, et al. Lymph node metastasis and lymph vascular space invasion in micro invasive squamous cell carcinoma of the uterine cervix. Int J Gynecol Cancer, 2006, 16（3）: 1184-1187.

[57] Li L, Liu B, Li X, et al. Vascular endothelial growth factor D and intratumoral lymphatics as independent prognostic factors in epithelial ovarian carcinoma. Anat Rec（Hoboken）, 2009, 292（4）: 562-569.

[58] Lin WC, Hung YC, Yeh LS, et al. Usefulness of 18F-fluorod-eoxyglucose positron emission tompgraphy to detect para-aortic lymph nodal metastasis in advanced cervical cancer with negative computed tomography findings. Gynecol Oncol, 2003, 89（1）: 73-76.

[59] Liu B, Ma J, Wang X, et al. Lymphangiogenesis and its relationship with lymphatic metastasis and prognosis in malignant melanoma. Anat Rec（Hoboken）, 2008, 291（10）: 1227-1235.

[60] Liu H, Xiao J, Yang Y, et al. COX-2 expression is correlated with VEGF-C, lymphangiogenesis and lymph node metastasis in human cervical cancer. Microvasc Res, 2011, 82（2）: 131-140.

[61] Mariani A, Webb MJ, Keeney GL, et al. Routes of lymphatic spread: a study of 112 cansecutive patients with endometrial cancer. Gynecol Oncol, 2001, 81（1）: 100-104.

[62] Met calf KS, Johnson N, Calvert S, et al. Site specific lymph node metastasis in carcinoma of the cervix : Is there a sentinel node? Int J Gynecol Cancer, 2000, 10（5）: 411-416.

[63] Milam MR, Fmmovitz M, Reis R. Preoperative lymph-vascular space invasion is associated with nodal metastases in women with early-stage

cervical cancer. Gynecol Oncol, 2007, 106（1）: 12-15.

[64] Pecorelli S. Revised FIGO staging for carcinoma of the vulva, cervix, and endometrium. Int J Gynecol Obstet, 2009, 105（2）: 103-104.

[65] Recine MA, Deavers MT, Middleton LP, et al. Serous carcinoma of the ovary and peritoneum with metastasesto the breast and axillary lymph nodes: a potential pitfall. Am J Surg Pathol, 2004, 28（12）: 1646-1651.

[66] Runner AH, Polterauer S, Tempfer C, et al. The accuracy of intraoperative frozen section of the inguinal sentinel lymph node in vulvar cancer. Anticancer Res, 2008, 28（6B）: 4091-4014.

[67] Rutledge TL, Kamelle SA, Tillmanm TD, et al. A companison of stage Ib1 and lb2 cervical cancers treated with radical hysterectomy. Is size the real difference? Gynecol Oncol, 2004, 95（1）: 70-76.

[68] Spirtos NM, Eisekop SM, Boike G, et al. Laparocopic staging in patient with incompletely staged cancer of the uterus, ovary, fallopian tube, and primary peritoneum: a Gynecologic Oncology Group（GOG）study. AmJ Obstet Gynecol, 2005, 193（5）: 1645-1649.

[69] Takeshima N, Hirai Y, Umayahara K, et al. Lymph node metastasis in ovarian cancer: difference between serous and non-serous primary tumors. Gyneeol Oneol, 2005, 99（2）: 427-431.

[70] Topuz E, Eralp Y, Saip P, et al. The efficacy of combination chemotherapy including intraperitoneal cisplatinum and mitoxantrone with intravenous ifosfamide in patients with FIGO stage IC ovarian carcinoma. Eur J Gynaecol Oncol, 2001, 22（1）: 70-73.

[71] Yang XY, Hou MM, Yang HJ, et al. Prognosis in epithelial ovarian cancer: clinical analisis of 287 pelvic and para-aortic lymph adenectomy. Chinese-German Journal of Clinical Oncology, 2007, 5（1）: 492-496.

[72] Zinzindohoue C, Lujan R, Boulet S, et al. Pelvic and para-aortic lymphadenectomy in epithelial ovarian cancer. Report of a series of 86 cases. Ann Chir, 2000, 125（2）: 163-172.